Kohlhammer

Ratgeber im
W. Kohlhammer Verlag

Hermann Delbrück
- *Bauchspeicheldrüsenkrebs*
- *Brustkrebs*
- *Magenkrebs*
- *Lungenkrebs*
- *Prostatakrebs*
- *Krebsschmerz*
- *Künstlicher Darmausgang nach Krebs*
- *Plasmozytom/Multiples Myelom*
- *Ernährung für Krebserkrankte*
- *Knochenmark- und Stammzell-
  transplantation nach Krebs*
- *Non-Hodgkin-Lymphome*
- *Chronische Leukämien*

Freya Reinhard/Jens J. Kirsch
- *Hämorrhoiden und der kranke Enddarm*

Peter Reisky
- *Osteoporose*

Gerhard Hiendlmayer
- *Gerinnungshemmer*

Jürgen Claus/Gerhard Blümchen
- *Vor und nach einer Herzoperation*

Tewes Wischmann/Heike Stammer
- *Der Traum vom eigenen Kind*

Ewald Becherer
Adolf E. Schindler (Hrsg.)

Endometriose

Rat und Hilfe
für Betroffene und Angehörige

Verlag W. Kohlhammer

Die Deutsche Bibliothek – CIP-Einheitsaufnahme

Endometriose : Rat und Hilfe für Betroffene und Angehörige /
Hrsg.: Ewald Becherer ; Adolf E. Schindler. –
Stuttgart : Kohlhammer, 2002
    ISBN 3-17-016837-1

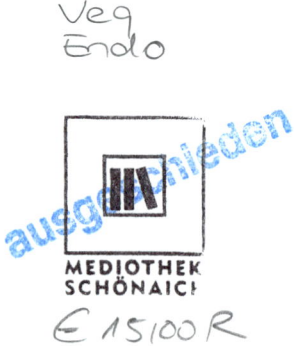
1. Auflage 2002

Alle Rechte vorbehalten
© 2002 W. Kohlhammer GmbH Stuttgart
Umschlag: Data Images GmbH
Gesamtherstellung:
W. Kohlhammer Druckerei GmbH + Co. Stuttgart
Printed in Germany

Inhalt

Vorwort

Wer an Endometriose erkrankt ist, muss sich mit einer Diagnose
auseinander setzen, die in der Bevölkerung recht wenig bekannt
ist, obwohl sie zu den relevantesten in der Frauenheilkunde gehört. Derzeit ist keine Behandlung bekannt, die an ihrer Ursache
ansetzt. Jedoch steht eine Reihe symptomatischer Therapiemöglichkeiten zur Verfügung, die je nach Beschwerdebild, Befund und
Schweregrad der Endometriose eingesetzt werden können. Die
jeweiligen Autoren stellen in diesem Ratgeber verschiedene Behandlungsmöglichkeiten vor, wobei neben der schulmedizinisch
orientierten operativen und medikamentösen Therapie auch die
klassischen Naturheilverfahren und andere Therapiesysteme zur
Darstellung kommen. Darüber hinaus laden wir Sie ein zu prüfen,
inwieweit psychosoziale Faktoren die Erkrankung oder das Leben
mit der Endometriose günstig oder ungünstig beeinflussen.

Ziele des Buches sind, Ihnen ein individuelles und auf mehreren
Säulen basierendes Therapiekonzept zugänglich zu machen, mit
dem Sie Ihre Beschwerden (seien sie durch die Endometriose direkt oder durch unerwünschte Wirkungen einer Behandlung entstanden) lindern oder sogar beheben können und Ihnen zusätzlich
verschiedene nützliche Informationen rund um die Erkrankung
zur Verfügung zu stellen.

Wir hoffen, Sie mit diesem Ratgeber bei der Bewältigung der Erkrankung Endometriose unterstützen zu können und bedanken uns bei den Mitautoren für ihre Beiträge zu diesem Buch.

Bad Schwalbach und Essen im Sommer 2002

Dr. med. Ewald Becherer   Prof. Dr. med. Adolf E. Schindler

Zuschriften und feedbacks sind uns willkommen.
Bitte richten Sie diese an:

Dr. Ewald Becherer   Prof. Dr. Adolf E. Schindler
Chefarzt   ehemaliger Direktor
Abteilung Gynäkologie   Zentrum für Frauenheilkunde
Rheingau-Taunus-Klink   Universitätsklinikum Essen
Genthstraße 7–9   Direktor des Instituts für
65307 Bad Schwalbach   Medizinische Forschung und
Tel. 0 61 24/50 95 20   Fortbildung
Fax 0 61 24/50 95 22   Hufelandstraße 55
ewald.becherer@web.de   45147 Essen
                                      Tel. 02 01/7 99 18 33
                                      Fax 02 01/7 49 95 33
                                      schindler@uni-essen.de

Autorenverzeichnis

Dr. med. Martin Adler, Facharzt für Allgemeinmedizin, Naturheilverfahren, Homöopathie, Umweltmedizin, Ernährungsmedizin, Sohlbacher Straße 20, 57078 Siegen

Dr. med. Reinhold Ams, Facharzt für Frauenheilkunde und Geburtshilfe, Homöopathie, Dorfackerstraße 15, 72074 Tübingen

Dr. med. Ewald Becherer, Facharzt für Frauenheilkunde und Geburtshilfe, Rheingau-Taunus-Klinik, Chefarzt der Abteilung Gynäkologie, Genthstraße 7–9, 65307 Bad Schwalbach

Dr. med. Ruth Bodden-Heidrich, Fachärztin für Frauenheilkunde
und Geburtshilfe, Psychotherapie, Universitätsfrauenklinik, Psy-
chosomatik/Psychotherapie, Moorenstraße 5, 40225 Düsseldorf

Manfred Dlouhy, Facharzt für Psychotherapeutische Medizin,
Naturheilverfahren, Kluftinger Straße 12 B, 87730 Bad Grönen-
bach

Patricia Dresler, Physiotherapeutin und Masseurin, Rheingau-
Taunus-Klinik, Abteilung für Physikalische Therapie, Genthstraße
7–9, 65307 Bad Schwalbach

Nicole Eckerich, Masseurin, Rheingau-Taunus-Klinik, Abteilung
für Physikalische Therapie, Genthstraße 7–9, 65307 Bad Schwalbach

Katrein Hoffmann, Schwerbehindertenvertrauensfrau und Gründungsmitglied der Endometriose-Vereinigung Deutschland e.v., Bernhard-Göring-Straße 152, 04277 Leipzig

Yvonne König, Dipl.-Psychologin, Hypnotherapeutin DGH, ehemals Abteilung Gynäkologie, Rheingau-Taunus-Klinik, Genthstraße 7–9, 65307 Bad Schwalbach

Anja Lampe, Rechtsanwältin, Gründungsmitglied und Vorstandsvorsitzende der Endometriose-Vereinigung Deutschland e.v., Bernhard-Göring-Straße 152, 04277 Leipzig

Hanne Marquardt, Krankenschwester, Masseurin, Heilpraktikerin, Hauptlehrstätte für Reflexzonentherapie am Fuß, Prof.-Domagk-Weg 15, 78126 Königsfeld-Burgberg

Privatdozent Dr. med. Pedro-Antonio Regidor, Facharzt für Frauenheilkunde und Geburtshilfe, Oberarzt der Klinik und Poliklinik der Westfälischen Wilhelms-Universität Münster, Albert-Schweitzer-Straße 33, 48129 Münster

Prof. Dr. med. Adolf E. Schindler, Facharzt für Frauenheilkunde und Geburtshilfe, Direktor des Instituts für Medizinische Forschung und Fortbildung, Hufelandstraße 55, 45147 Essen

Prof. Dr. med. Hans-Georg Siedentopf, Facharzt für Frauenheilkunde und Geburtshilfe, ehemals Universitätsfrauenklinik Frankfurt, Danziger Straße 9, 63128 Dietzenbach

Ju Tang, Leitende Ärztin, Sheng Tang Institut für Traditionelle Chinesische Medizin am Marien-Hospital Witten, Marienplatz 2, 58452 Witten

Nasrin Tehranian, Diplom-Sozialarbeiterin (FH), Kinderschutz und Mutterschutz e.v., Intensive Sozialpädagogische Einzelbetreuung, Kathi-Kobus-Straße 11, 80797 München

Dr. med. Markus Wiesenauer, Facharzt für Allgemeinmedizin, Homöopathie, Umweltmedizin, Naturheilverfahren, In der Geiß 8, 71384 Weinstadt

1 Darstellung der Erkrankung

1.1 Definition der Endometriose

Als Endometriose wird das Auftreten von Gewebe, das der Gebärmutterschleimhaut (= Endometrium) ähnlich ist, außerhalb der
Gebärmutter bezeichnet. Dieses endometrium-artige Gewebe
kann ähnliche zyklische Veränderungen durchlaufen wie das normale Endometrium in der Gebärmutter. Bei der mikroskopischen
Untersuchung sind sowohl Drüsen der Gebärmutterschleimhaut
zu finden als auch zellreiches Grundgewebe, das die Drüsen um-
gibt. Das Auftreten dieses Gewebes in der Muskelschicht der Gebärmutter (= Uterus) wird »Adenomyosis uteri« genannt.
Bei dieser Definition bleibt zunächst unberücksichtigt, ob der Befund mit Beschwerden einhergeht bzw. welcher Art diese sind. Die
Endometriose ist oft für sehr starke Schmerzen verantwortlich
und häufig mit Sterilität verbunden. Die hervorgerufenen Beschwerden entstehen meist durch zyklische oder azyklische Einblutungen in das benachbarte Gewebe mit der Folge einer Entzün-
dungsreaktion und Narbenbildung. Zur Sicherung der Diagnose
sollten eine Probeentnahme und eine anschließende feingewebliche (= histologische) Untersuchung des Gewebes erfolgen. Im klinischen Alltag wird die Diagnose häufig nur anhand des Bildes im

Rahmen einer Bauchspiegelung (Laparoskopie) oder eines Bauchschnittes (Laparotomie) gestellt.
Die Endometrioseherde werden in sog. »aktive« oder »inaktive«
Herde eingeteilt, wobei der sog. Grad der Aktivität abhängig gemacht wird vom Erscheinungsbild der Endometrioseherde. Die
verschiedenen Formen der Erkrankung können einzeln oder auch
gemeinsam bei ein und derselben Patientin auftreten.
Obwohl es sich um eine gutartige Erkrankung handelt, die hauptsächlich im kleinen Becken vorkommt, ist Endometriose in sehr
seltenen Fällen auch außerhalb in anderen Organen wie z.B. in
der Lunge, im Gehirn oder in Gelenken festgestellt worden.
Der erste Bericht über diese Erkrankung dürfte 1600 Jahre vor
Christus in dem ägyptischen »Papyros Ebers« verfasst worden
sein. 1861 beschrieb Rokitansky erstmals den feingeweblichen
Aufbau einer Endometriose aus der Wand eines Eileiters. Der
amerikanische Allgemeinarzt Sampson prägte 1921 endgültig den
Begriff »Endometriose«, nachdem schon von anderen Autoren gegen Ende des 19. Jahrhunderts Gebärmutterschleimhäute an den
Eierstöcken bzw. im kleinen Becken beschrieben worden waren.
An Endometriose leiden schätzungsweise 8–12 % der Frauen in
der Geschlechtsreife. Da Endometrioseherde häufig auch bei beschwerdefreien Patientinnen gefunden werden und die Diagnose
zunehmend häufig mit wachsender Kenntnis ihrer atypischen Erscheinungsformen gestellt wird, ist es schwierig zu definieren,
wann eine Endometriose als Krankheit angesehen werden muss.
Inwieweit das Auffinden von endometrium-artigen Gewebes außerhalb der Gebärmutter (= ektop) als »Krankheit« bewertet
werden kann oder soll, bleibt derzeit offen. Es sind Vorschläge erarbeitet worden, wonach nur das Auftreten von ektopem Endometrium im Zusammenhang mit Schmerzen oder Sterilität als Erkrankung bezeichnet werden soll.

1.2 Entstehungsursachen

Obwohl Endometriose schon seit mehr als 100 Jahren bekannt ist, sind die Ursachen bis heute noch ungeklärt. Zwei gegensätzliche Vorstellungen werden diskutiert:

1. »Transplantationstheorie«

Bei einer Periodenblutung kommt es nicht nur zu einer Blutung aus der Scheide nach außen, sondern auch zu einer über die Eileiter in den Bauchraum hinein (sog. retrograde Menstruation). Im Rahmen des (normalen) Zyklus bewirkt eine hormonelle Umstellung einen Blutaustritt in die Gebärmutterschleimhaut und schließlich einen Abbau bzw. die Abstoßung eines Teils dieser, was mit einer Blutung einhergeht. Die Periodenblutung enthält also neben Blut auch Gebärmutterschleimhautnester. Bei der retrograden Menstruation können lebensfähige Gebärmutterschleimhautnester aus der Gebärmutter verschleppt werden und sich im Bauchraum einnisten. Zusätzlich kann eine Verschleppung von Schleimhautpartikeln auch über die Blutbahn erfolgen.

Für diese Theorie stehen viele klinische und experimentelle Untersuchungen zur Verfügung. Sampson beschrieb 1927, wie durch eine nach innen gerichtete Menstruation (über die Eileiter in die Bauchhöhle) Endometriose entstehen könnte. Während einer Operation hatte er bemerkt, wie aus den Eileitern abgestoßenes Menstruationsblut floß. Diese These wird durch klinische Erkenntnisse der häufigen Lokalisation der Endometriose in der Umgebung der Eileiter gestützt. Im Menstruationsblut sind durchaus vitale Zellen vorhanden, die sich in Zellkulturen anzüchten lassen. Zellen der Gebärmutterschleimhaut sind sowohl im Eileiter wie auch in der Bauchhöhlenflüssigkeit nachzuweisen. Eine nach innen gerichtete Menstruation kommt fast regelmäßig sowohl bei gesunden Frauen wie auch bei Endometriosepatientinnen vor.

1.2.2 »Metaplasietheorie«

Als sog. Metaplasie wird die Umwandlung eines regelhaften, aus-
gereiften Gewebetyps in einen anderen, entwicklungsgeschichtlich
verwandten Gewebetyp verstanden. Die Gebärmutterschleimhaut
und beispielsweise das Bauchfell stammen von demselben em-
bryonalen Gewebe ab. Infolge chronischer Reize können sich Zellen des Bauchfells in Endometriosezellen umwandeln und somit
einen Endometrioseherd ausbilden. Bei dieser Theorie wird also
von einer Neubildung von Endometrioseherden aus Zellen des
Bauchfells außerhalb der Gebärmutter ausgegangen.
Diese von R. Meyer (1919) favorisierte Entstehung der Endometriose findet dadurch Unterstützung, dass das Bauchfell des kleinen Beckens und die Rinde der Eierstöcke während einer Schwangerschaft Reaktionen zeigen können, wie sie für Gebärmuter-
schleimhautgewebe innerhalb dieses Zeitraumes typisch sind.
Hierfür spricht außerdem, dass Endometriose auch beim sog.
Mayer-Rokitanski-Küster Syndrom (= angeborene Entwicklungs-
störung ohne Anlage von Gebärmutter und/oder Scheide) beschrieben wurde und dass sich bei Männern, die wegen einer
Krebserkrankung der Prostata mit hohen Dosen an Östrogenen
behandelt wurden, eine Endometriose in der Harnblase entwickelte.
Unabhängig von beiden Erklärungstheorien scheinen auch immunologische Faktoren bei der Ausbildung der Erkrankung eine Rolle zu spielen (siehe Abschnitt »Endometriose und Immunologie«).
Das Wachstum der entstandenen Endometrioseherde wird durch
Östrogene angeregt.

1.3 Erscheinungsbild der Endometriose

Trotz der modernen Technik der Bauchspiegelung mit hochauflö-
senden Optiken und Bildschirmen ist es häufig schwierig, Endo-

metriose zu erkennen. Neben dieser technischen Voraussetzung muss der Operateur nicht nur die im Bauchraum befindlichen Strukturen gut mobilisieren und die Bauchfelloberflächen genau einsehen können. Darüber hinaus muss er die verschiedenartigen und zum Teil atypischen Erscheinungsformen der Endometriose kennen und hinsichtlich ihrer Bedeutung beurteilen können. Endometriose kann sich in Form von pigmentierten oder unpigmentierten Herden zeigen, die z.B. eine rote oder schwarz/blaue Farbe oder ein weißliches Aussehen haben. Die nicht-pigmentierten, weißen Endometrioseherde stellen den Beginn einer Entwicklungskaskade hin zu den so genannten aktiven und roten dar. Eine weitere klinische Bedeutung der weißen Herde liegt darin, dass sie zu starken Schmerz führen können. Die Herde können ausgehend vom Bauchfell polypartig in die Bauchhöhle wachsen, sich flächenartig im Niveau des Bauchfells ausdehnen oder auch unterhalb des Bauchfells in das darunter liegende Bindegewebe eindringen.

Auf der anderen Seite ist nicht jede sichtbare Veränderung des Bauchfells auf eine Endometriose zurückzuführen. Eine Endometriose ergibt sich besonders häufig bei weißen, opakartigen Veränderungen und bei roten Herden, die wie das »normale« Endometrium aussehen.

Geringere Übereinstimmungen des klinischen Bildes bei einer Bauchspiegelung mit der feingeweblichen Beurteilung wurden bei unterhalb der Eierstöcke vorhandenen Verwachsungen (= Adhäsionen), bei gelblichen Auflagerungen im Bauchfell und bei Defekten des Bauchfells beobachtet.

Auch die schwarzen, also älteren Herde weisen ähnliche Strukturen auf wie die oben erwähnten roten Endometrioseherde und sind selbstverständlich ebenso behandlungsbedürftig.

Es sollte gefordert werden, dass im Rahmen eines operativen Eingriffes alle endometriosesuspekten Herde biopsiert und feingeweblich aufgearbeitet werden, um sicherzustellen, ob diese Erkrankung bei einer Patientin vorliegt oder nicht.

Die Endometriose an Eierstöcken führt meist zu großen Zysten. Aufgrund wiederholter Einblutungen in die Zysten haben diese ei-

nen dickflüssigen bräunlichen Inhalt, so dass sie auch als »Schokoladenzysten« bezeichnet werden (siehe Abbildung 1).
Durch entzündliche Reaktionen in der Umgebung von Endometrioseherden kann es zu lokalen Verklebungen des Bauchfells kommen. Dies führt zu Verwachsungen in der Bauchhöhle und letztlich zu Narbengewebe, was die Beweglichkeit und damit die Funktion (beispielsweise des Darmes und der Eileiter) einschränkt. Adhäsionen und Narben zeigen eine Schrumpfungstendenz, führen häufig zu starken Schmerzen und sind kaum mehr hormonell behandelbar.
In bis zu 6 % der Probenentnahmen aus dem Bauchfell, die im Rahmen einer Bauchspiegelung aus Bereichen gewonnen wurden, die unauffällig aussahen, wurde bei der anschließenden feingeweblichen Untersuchung unter dem Mikroskop eine Endometriose festgestellt. Daran wird neben der oben beschrieben Vielfältigkeit des Aussehens der Endometrioseherde deutlich, wie schwierig das Erkennen einer Endometriose sein kann.

1.4 Endometriose und Immunsystem

Inwieweit immunologische Faktoren oder das Immunsystem als solches für die Entstehung und/oder Ausbreitung der Endometriose eine Rolle spielen, ist noch unklar.
In der Gebärmutterschleimhaut von Patientinnen mit Endometriose sind die Konzentrationen des Immunglobulin IgG und des Immunmodulator C3 höher als bei Patientinnen ohne diese Erkrankung. Frauen mit Endometriose weisen im Bauchfell bestimmte Antigene auf, die das Immunsystem des Körpers anregen, sog. »anti-endometriose Antikörper« zu bilden. Diese gegen eigenes Gewebe gerichteten Antikörper (»Autoantikörper«) reagieren auch mit dem Endometrium der Gebärmutter, so dass es dadurch zur Sterilität bzw. zu einer höheren Fehlgeburtenrate bei Endometriosepatientinnen kommen könnte. Daher wird von einigen Wis-

senschaftlern heute folgende Theorie aufgestellt: Neben der nach
außen abfließenden Menstruation haben alle Frauen auch eine
nach innen gerichtete (= retrograde) Menstruation, die sich über
die beiden Eileiter in die Bauchhöhle ergießt. In ungefähr 85 bis
90 Prozent der Fälle werden die im Bauchraum angelangten Zellen der Gebärmutterschleimhaut durch das normal funktionieren-
de Immunsystem des Körpers erkannt und vernichtet. In den rest-
lichen 10 bis 15 % der Fälle ist das Immunsystem entweder durch
genetische Faktoren oder Umweltfaktoren gestört und kann die
Schleimhautherde nicht vernichten. Die Herde können an das um-
gebende Gewebe anhaften und in dieses einwachsen. Die so entstandenen Endometrioseherde stimulieren in bis zu 60 Prozent der
Fälle das Immunsystem zur Bildung von Autoantikörpern, die mit
dem Endometrium und den Endometrioseherden eine Verbindung
eingehen. Somit kann es einerseits im Bereich der Endometrioseherde zu Entzündungsreaktionen kommen, die für das Entstehen
der für Endometriose typischen Schmerzen verantwortlich sein
sollen. Andererseits können so die genannten Veränderungen am
Endometrium in der Gebärmutter der Patientinnen hervorgerufen
werden, die zur Sterilität oder einer erhöhten Fehlgeburtenrate
führen.
Im Bereich der zellulären Immunabwehr wurde eine vermehrte
Aktivität von Makrophagen (körpereigene Fresszellen) in der
Bauchhöhlenflüssigkeit von Endometriosepatientinnen gefunden.
Gleichzeitig liegen eine verminderte Aktivität der sog. »natural
killer cells« in der Bauchhöhlenflüssigkeit und eine verminderte
zellschädigende Aktivität der Lymphozyten gegen das eigene Endometrium vor, so dass die Kombination aller dieser Defekte eine
Rolle in der Entstehung und/oder Verbreitung dieser Erkrankung
spielen kann. Es erscheint jedoch insgesamt zum jetzigen Zeitpunkt nicht möglich, die einzelnen Hypothesen zu einer neuen
schlüssigen Entstehungstheorie der Endometriose unter Einbezie-
hung der beobachteten Phänomene zu vereinen.

1.5 Das Milieu im Douglas'schen Raum

In der Bauchhöhlenflüssigkeit des kleinen Beckens spielen sich
Phänomene ab, die für die Ausbreitung der Endometriose bzw. die
durch sie bedingten Beschwerden relevant sind. In der Bauchhöhlenflüssigkeit von Frauen mit Endometriose sind eine Reihe von
entzündungsfördernden Stoffen (Prostaglandine, Interleukine und
Zytokine) enthalten. Ebenso ist eine höhere Aktivität von Makrophagen (Fresszellen) vorhanden. Ob jedoch zuerst diese Veränderungen im kleinen Becken vorliegen oder aber erst das Vorhandensein einer Endometriose dazu führt, dass es zur Bildung bzw. zum
Vorhandensein höherer Konzentrationen dieser Stoffe kommt,
bleibt unklar. In wie weit diese entzündungsmodulierenden Substanzen die Empfängnisfähigkeit einschränken, die Spermienfunk-
tion beeinträchtigen und die Spermien-Eizell-Interaktion negativ
beeinflussen, ist ebenso noch nicht gänzlich erforscht.
Es ist möglich, die Entstehung bzw. Wirkung dieser entzündungsfördernden Substanzen zu beeinflussen, was zur symptomatischen
Behandlung der Endometriose genutzt werden kann.

1.6 Zellbiologische Eigenschaften der Endometriose

In den letzten Jahren wurde festgestellt, dass die Endometrioseherde nicht identisch sind mit dem Gewebe ihres theoretischen Ur-
sprungsortes (dem Endometrium). Vielmehr handelt es sich um
ein Gewebe, welches Veränderungen auf zellbiologischer Ebene
erfahren hat, so dass sich Endometrium und Endometrioseherde
unterschiedlich verhalten und beeinflussen lassen. Durch die genaue Analyse der Endometrioseherde kann u.a. untersucht werden, ob in einem bestimmten Fall eine aggressivere oder hormonell schlechter zu behandelnde Form der Endometriose vorliegt.
Dies bedeutet auch, dass Endometrioseherde bei unterschiedlichen

Patientinnen verschiedene biologische Eigenschaften haben können. Allerdings können bisher noch nicht alle Ergebnisse dieser Untersuchungen klinisch umgesetzt werden. Einige Fragen bleiben in diesem Zusammenhang unbeantwortet.

In den letzten zehn Jahren wurden besonders Östrogen- und Progesteronrezeptoren, Wachstumsfaktoren wie EGF (Epidermal Growth Faktor) und sein Rezeptor, Integrine, die Gruppe der Cadherine und Katenine (= Stoffe die es ermöglichen, dass sich Endometrioseherde an das Bauchfell anheften können) und die Wachstumsraten von Endometrioseherden bzw. der zugehörigen Gebärmutterschleimhaut untersucht.

Die Zellen des Endometriums unterliegen der zyklischen Beeinflussung durch die weiblichen Geschlechtshormone (Östrogene und Gestagene). Östrogene regen u.a. das Endometrium zum Wachstum an. Endometrioseherde zeigen oft eine unterschiedliche und geringere Ansprechbarkeit auf die Geschlechtshormone. Manche Endometrioseformen reagieren bezüglich der hormonellen Beeinflussbarkeit sehr ähnlich wie das Endometrium, andere deutlich geringer. Und schließlich gibt es Endometrioseherde, auf die Geschlechtshormone gar keinen Einfluss haben, da sie über keine »Anlegestellen« (= Rezeptoren) für diese Hormone verfügen, weswegen sie auf eine hormonelle Therapie nicht ansprechen. Die Beurteilung der Aktivität der Endometrioseherde (d.h. ihre Hormonempfindlichkeit) anlässlich der Diagnosestellung ist daher eine wesentliche Voraussetzung für die Planung eines adäquaten und individuellen Therapiekonzeptes.

1.7 Endometriose und Umwelt

Inwieweit Umwelteinflüsse sowohl bei der Entstehung oder aber bei der Aufrechterhaltung der Endometriose eine Rolle spielen, ist noch nicht sicher geklärt. In den letzten Jahren ist in Forschung und Wissenschaft durch eine größere Sensibilisierung der Bevöl-

kerung viel Augenmerk auf Gesundheit und Umwelteinflüsse gelegt worden.
Manche chemische Verbindungen, wie z.b. Schädlingsbekämpfungsmittel, können mit Hormonrezeptoren im Körper reagieren
und somit eine hormonähnliche Wirkung entfalten. Diese Stoffe
werden auch als »Umweltöstrogene« (= Xenoöstrogene) bezeichnet. Zu ihnen gehören beispielsweise polychlorierte Biphenyle (in
Kunst- und Klebestoffen, Farben, Lacke und Pflanzenschutzmit-
teln), Phenole (in Seifen, Kosmetika und Weichmacher) und
Phthalate (in Insektiziden, Kosmetika, Parfüms, Deodorants,
Kunststoff-Folien, Frischhalte-Folien und Bodenbelägen). Viele
dieser Stoffe haben nicht nur eine östrogen-ähnliche (östrogene)
Wirkung, sondern auch eine entgegengesetzte (anti-östrogene)
Wirkkomponente.
Bezüglich der Endometriose wurde 1993 eine viel beachtete Untersuchung veröffentlicht. Rhesusaffen, die über lange Zeit mit Dioxin behandelt wurden, wiesen häufiger und mit einem größeren
Schweregrad versehene Endometriose auf, als solche Affen, die
entweder kein Dioxin oder nur niedrige Dosierungen dieser Substanz erhalten hatten. Die Ergebnisse dieser Untersuchung wurde
jedoch von vielen Wissenschaftlern relativiert, da die Ergebnisse
von Affen nicht direkt auf den Menschen übertragen werden können. In neueren Untersuchungen (1995 bzw. 2000) ergab sich zwischen der Exposition von Quecksilber, polychlorierten Biphenylen
sowie Dioxin und dem Vorhandensein von Endometriose kein Zusammenhang. Frauen mit Endometriose haben keine höheren Belastungen durch Umweltöstrogene als Frauen ohne Endometriose.
Hauptaufnahme für diese Umweltöstrogene ist die Nahrung.
Auch manche Nährstoffe haben östrogene und anti-östrogene
Wirkungen (sog. »Phytoöstrogene«). Die durchschnittliche Ernährung in den westlichen Industriestaaten enthält weit mehr natürliche Umweltöstrogene als solche aus industriellen Quellen. Der
Anteil von Umweltöstrogenen industrieller Herkunft beträgt weniger als ein Hunderstel Prozent der natürlichen Östrogene aus
der täglichen Ernährung. Nach heutigem Kenntnisstand ist davon
auszugehen, dass die mit der Nahrung aufgenommenen Umwelt-

östrogene industrieller Herkunft nicht entscheidend zur gesamten Östrogenkonzentration im weiblichen Körper beitragen. Daher stellen Umweltfaktoren sowohl bei der Entstehung wie auch beim Schweregrad der Endometriose eher eine untergeordnete Rolle dar. Außerdem ist eine verlässliche Messung der Umweltöstrogene derzeit kaum verfügbar, so dass diesbezügliche Aussagen vom wissenschaftlichen Standpunkt her vorsichtig zu interpretieren sind.

1.8 Häufigkeiten

Bei Patientinnen, die sich nach abgeschlossener Familienplanung einer Sterilisation mittels einer Bauchspiegelung unterzogen haben, konnte eine Endometriose in 2 bis 18 Prozent festgestellt werden. In bis zu 15 % wurde bei gynäkologischen Bauchschnittoperationen eine Endometriose diagnostiziert und bei Bauchspiegelungen zur Abklärung von Sterilitätsursachen in bis zu 50 %.

Untersuchungen zufolge treten Endometrioseerkrankungen bei Frauen der kaukasischen Rasse häufiger auf als bei schwarzen Frauen und bei asiatischen Frauen häufiger als bei weißen Frauen. Im Jugendalter allerdings konnten keine Unterschiede zwischen schwarzen und kaukasischen Frauen gefunden werden. Im Alter von 10,5 bis 19 Jahren wurde bei einer Laparoskopie in 47 % eine Endometriose als alleinige Ursache für Unterbauchbeschwerden festgestellt.

Es gibt Hinweise auf familiär vererbbare Faktoren als Entstehungsgrundlage, da eine Endometriose bei 6,9 % der Verwandten ersten Grades (Mütter und Geschwister) gefunden wurde, während dies nur in 1 % der Fälle bei Schwestern oder Müttern der Ehemänner der Patientinnen gelang. Bemerkenswert ist die Tatsache, dass familiär gehäuft auftretende Endometriose zum Zeitpunkt der Diagnose bei Patientinnen eher ausgedehnt oder aggressiver war als bei anderen. Derzeit laufenden genetischen Un-

tersuchungen kommt eine große Bedeutung zu, um neue Daten zur Häufigkeit der Endometriose zu gewinnen.
Nach einer erfolgten Behandlung kann eine Endometriose in bis zu 66 Prozent der Fälle erneut auftreten (= Rezidiv). Dies verdeutlicht eindrucksvoll die Bedeutung dieser Erkrankung und die Notwendigkeit, weitere therapeutische Konzepte zu erarbeiten.

1.9 Endometriosebedingte Beschwerden

Zwischen dem Schweregrad der Erkrankung und der durch sie hervorgerufenen Beschwerden gibt es keine Zusammenhänge. Daher ist jede Form der Endometriose behandlungsbedürftig, die zu einer subjektiven und/oder objektiven Beeinträchtigung der Frauen führt.

1.9.1 Schmerzen

Chronisch wiederkehrende (= rezidivierende) Unterbauchbeschwerden stellen zusammen mit Dysmenorrhoe (= Schmerzen bei der Periodenblutung) und Dyspareunie (= Schmerzen beim Geschlechtsverkehr) die klassische Trias der durch Endometriose bedingten Beschwerden dar. Unabhängig hiervon führt Endometriose oft zur Sterilität (= ungewollte Kinderlosigkeit).
Die Schmerzsymptomatik ist oftmals kurz vor Eintreten der Menstruation am intensivsten. Viele Patientinnen mit einem Befall der Eierstöcke berichten über Unterbauchbeschwerden im zeitlichen Zusammenhang mit dem Eisprung, die sich in die zweite Zyklusphase hinein erstrecken. Allerdings können Patientinnen mit größeren Endometriosezysten eines Eierstocks auch beschwerdefrei sein.
Die schmerzhafte Periodenblutung (die sich häufig kontinuierlich verschlimmert) ist eines der bedeutendsten Symptome der Endo-

metriose, die dennoch von Frauenärztinnen und -ärzten häufig nicht genügend ernst genommen wird. Das Symptom Dysmenorrhöe sollte weder als selbstverständlich noch als nicht behandlungsbedürftig betrachtet werden.
Schmerzen beim Geschlechtsverkehr treten gehäuft auf, wenn die Bänder zwischen der Gebärmutter und dem Kreuzbein (Sacrounterinligamente) oder der zwischen Gebärmutter und Darm gelegene, tiefste Bezirk im kleinen Becken (Douglas'scher Raum) befallen sind. Die Schmerzen beim Geschlechtsverkehr verstärken sich während der zweiten Zyklusphase, können jedoch bei ausgedehntem Befall immer vorhanden sein. Viele Frauen meiden aufgrund dieser Schmerzen den Geschlechtsverkehr ganz, woraus partnerschaftliche und psychosoziale Konflikte resultieren können, die häufig nur unterschwellig Erwähnung finden.
Wenn Endometrioseherde der Harnblase oder dem Enddarm aufliegen oder in diese hineinwachsen, kann es zu Schmerzen beim Wasserlassen (Dysurie) und bei der Darmentleerung (Dysdefäkation) kommen.
Schmerzen, die entlang des Ischias-Nervens verlaufen und bis in die Beine hineinstrahlen, werden bei vielen Patientinnen als Kreuzschmerzen bewertet. Wenn diese Beschwerden, die sich häufig während der Periodenblutung verschlimmern, bei jungen Frauen auftreten, muss an eine Endometriose gedacht werden, die sich hinter dem rückseitigen Bauchfell (= retroperitoneal) befindet. Möglicherweise können diese Herde bei einer Bauchspiegelung nicht sicher erkannt werden.

1.9.2 Abnorme Blutungen

Jede zyklisch wiederkehrende und mit der regulären Periodenblutung zeitgleich auftretende Blutung aus einer anderen Körperöffnung als der Scheide sollte den Verdacht auf eine Endometriose lenken.
Hierbei kann es sich um Blutungen aus dem Darm, aus der Harnblase, aus dem Halsbereich oder aus der Lunge handeln. In all die-

sen Organen ist – insgesamt sehr selten – eine Endometriose beschrieben worden.

Wenn sich Endometrioseherde im Bereich des Gebärmutterhalses
(Cervix uteri) befinden, können sie zu Kontaktblutungen (= Blutungen nach dem Geschlechtsverkehr oder einer gynäkologischen
Untersuchung) führen. Zum Ausschluss eines Gebärmutterhals-
krebses und zur Diagnosesicherung sollte aus den betreffenden Bezirken eine Probeentnahme mit feingeweblicher Untersuchung erfolgen.

Ebenfalls endometrioseverdächtig sind Blutungen aus dem Nabel
oder aus Narbenbereichen vorangegangener Operationen (einschließlich Kaiserschnittentbindungen), bei denen es zu einer Verschleppung der Schleimhaut der Gebärmutter gekommen sein
kann. Diese Schleimhaut hat die Fähigkeit, sich anschließend im
Narbenbereich einzunisten und dort zu Blutungen zu führen.
Auch hier sollte einerseits eine feingewebliche Sicherung und andererseits eine vollständige Entfernung der Nabel- bzw. Narben-
endometriose erfolgen, da diese Herde nur sehr schlecht auf hormonelle Behandlungen ansprechen.

1.9.3 »Frozen Pelvis«

Hierbei füllen Endometrioseherde mitsamt der durch sie verursachten Verwachsungen das gesamte kleine Becken aus. Fast immer handelt es sich um schwerwiegende Verläufe der Erkrankung.
Patientinnen mit einem solchen Befund klagen häufig über zyklus-
unabhängige Schmerzen, Schmerzen beim Geschlechtsverkehr
oder bei einer gynäkologischen Tastuntersuchung. Da die Gebärmutter mit der Umgebung verwachsen sein kann, lösen Versuche
sie bei der Untersuchung zu bewegen, oftmals Schmerzen aus.

1.9.4 Sterilität

Der direkte Zusammenhang zwischen Endometriose und einer Sterilität (= ungewollte Kinderlosigkeit) ist unbekannt. Wahrscheinlich verhindern mehrere Mechanismen sowohl die Befruchtung wie auch die Einnistung einer befruchteten Eizelle in die Gebärmutter. Sogar bei 30–40 % der Patientinnen mit einer minimalen oder geringen Endometriose liegt eine Sterilität vor, weswegen sie als ein wichtiger Sterilitätsfaktor anzusehen ist. Für die Sterilität können folgende Veränderungen verantwortlich sein: eine zu hohe Bildung des Hormons Prolaktin durch Stoffe der Bauchhöhlenflüssigkeit (Prostaglandine, Interleukine, Makrophagen oder Tumor Nekrose Faktor), eine gestörte Ausschüttung des Luteinisierenden Hormons (LH) in der Zyklusmitte, eine inadäquate Progesteronproduktion in der zweiten Zyklushälfte oder die fehlende Heranreifung einer sprungbereiten Eizelle. Die Konzentrationen an entzündungsfördernden Stoffen sowie die Anzahl von Makrophagen (Fresszellen) in der Bauchhöhlenflüssigkeit und deren Aktivität sind bei Patientinnen mit Endometriose höher als bei anderen Frauen, was die Beweglichkeit der Eileiter und die Fortbewegungsfähigkeit der Spermien stören kann. Ein ausgedehnter Befall des kleinen Beckens kann auf rein mechanischem Wege die notwendige Beweglichkeit des Eileiters und sein Zusammenspiel mit dem Eierstock herabsetzen.

1.10 Klinische Befunde

Gynäkologischer Untersuchungsbefund

Der Wert der gynäkologischen Untersuchung bei Patientinnen mit dem Verdacht einer Endometriose ist begrenzt. Richtungweisend sind am ehesten tastbare Tumore in der Scheidewand zwischen Scheide und Enddarm, Verhärtungen der Bänder zwischen Gebär-

mutter und Kreuzbein und Zysten bzw. Tumore an den Eierstöcken. Wichtig ist ferner die sorgfältige Beurteilung der äußeren
Scham, der Scheide, des Muttermundes und vorhandener Operati-
onsnarben, da sich auch hier Endometrioseherde entwickeln können. Von auffälligen Bezirken sollten stets Gewebeproben (Biop-
sien) entnommen und mikroskopisch untersucht werden. Bei einem Verdacht auf Endometriose bleibt zur Sicherung der
Diagnose nur die Bauchspiegelung mit feingeweblicher Sicherung
übrig.

Laborbefunde

Es gibt bis heute keine sicheren laborchemischen Untersuchungs-
methoden, um eine Endometriose zu erkennen, da es den bisherigen Untersuchungen an einer ausreichenden Verlässlichkeit man-
gelt. Am häufigsten untersucht worden ist die Substanz mit der
Bezeichnung »CA-125«, deren Konzentration im Blut bestimmt
werden kann. CA-125 gehört zu den sog. Tumormarkern und
wird für die Verlaufsbeobachtung des Eierstockkrebs benutzt. Erhöhte Werte finden sich u.a. oft auch in der Schwangerschaft, bei
Raucherinnen, bei der Leberzirrhose, bei entzündlichen Darmer-
krankungen, bei Gebärmuttermyomen und eben teilweise bei Endometriose. Während erhöhte CA-125 Konzentrationen häufig in
den Stadien III und IV gemäß der Klassifikation der American Fertility Society (rAFS-Score, 1997) im Blut gefunden werden können, ist dies in den Stadien I und II oft nicht der Fall, so dass dieser Wert nur eine eingeschränkte Aussagekraft besitzt. Andere Se-
rumwerte wie die Blutsenkungsgeschwindigkeit oder das sog.
»Protein PP14« konnten sich ebenfalls nicht als geeignete Methoden für das Erkennen einer Endometriose durchsetzen.

Diagnostisch-apparative Untersuchungen

Sowohl die Ultraschalluntersuchung durch die Scheide (Vaginalsonographie), die Computertomographie oder die Kernspintomographie des kleinen Beckens sind nicht in der Lage, die einzelnen kleinen Endometrioseherde im Bauchfell darzustellen. Eine Ausnahme stellen Endometriosezysten an den Eierstöcken dar, die durch die Vaginalsonographie gut erkennbar sind (siehe Abbildung 1).

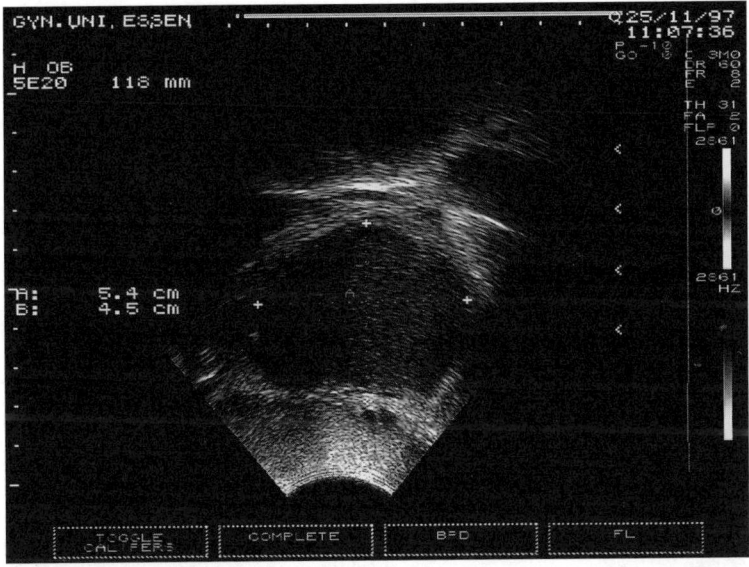

Abbildung 1: 5,4 x 4,5 cm große Endometriosezyste.

Bauchspiegelung

Die Bauchspiegelung (= Laparoskopie oder auch Pelviskopie) ist eine zuverlässige Methode zur Erkennung und feingeweblichen Sicherung der Endometriose.

Die Begriffe »Laparoskopie« und »Pelviskopie« bezeichnen prinzipiell den gleichen operativen Eingriff. Der Ausdruck Pelviskopie
berücksichtigt die Tatsache, dass in der Regel die Organe des kleinen Beckens (der Wortteil »pelv…« bedeutet Becken) beurteilt
werden, während eine Laparoskopie eine Spiegelung des Bauchraumes darstellt (»Laparo…« bedeutet Bauch). Der Eingriff wird
in Vollnarkose durchgeführt. Über einen kleinen (ca. 2 cm) Schnitt
in der Nabelgrube wird zunächst CO_2 in die Bauchhöhlen geblasen, damit sich die Bauchdecke vom Darm und den anderen
inneren Organen abhebt. Anschließend wird ein stabförmiges optisches Gerät mit einer Kaltlichtquelle (= »Laparoskop«) in die
Bauchhöhle eingeführt, mit dem die Bauchhöhle eingesehen werden kann.

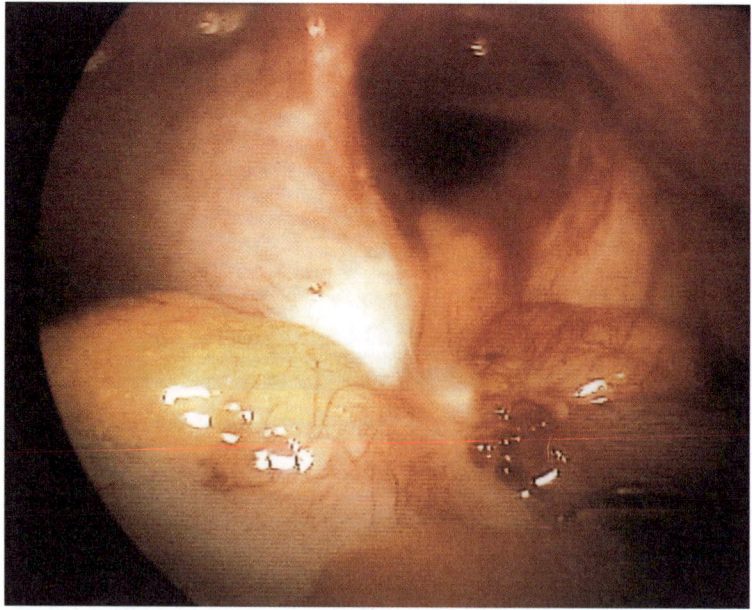

Abbildung 2: Rot-rosafarbene Endometrioseherde.

In den letzten Jahren ist insbesondere auf die Vielfalt der Endometrioseherde hingewiesen worden. Die letzte revidierte Klassifikation der American Fertility Society, publiziert im Jahre 1997,
unterteilt die verschiedenen Formen der Endometriose in folgende
Veränderungen:

a) rote (rote, rot-rosafarbene und glasklar-helle), siehe Abbildung 2,
b) schwarze (schwarze und blaue), siehe Abbildung 3 und
c) weiße (weiße und gelb-braune Defekte im Niveau des Bauchfells), siehe Abbildung 4.

Mit der Bauchspiegelung steht nicht nur ein diagnostisches, sondern auch ein modernes operatives Verfahren zur chirurgischen
Behandlung der Endometriose zur Verfügung.

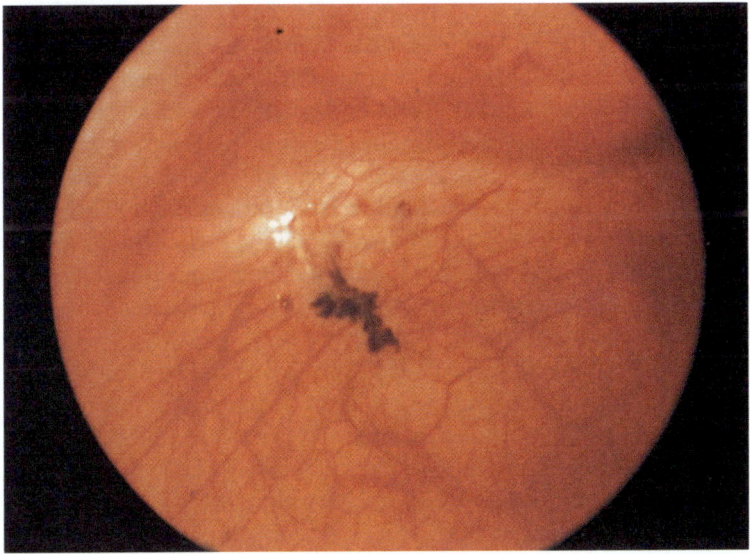

Abbildung 3: Schwarze Endometrioseherde.

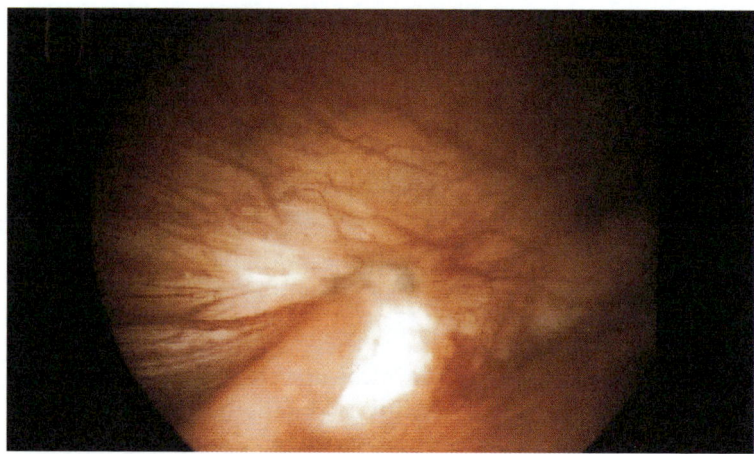

Abbildung 4: Weiße peritoneale Endometriosedefekte.

Mit Hilfe des Laparoskops, das über einer Vergrößerung verfügt, kann der Bauchfellüberzug des gesamten Bauchraumes in Augenschein genommen werden, insbesondere Gebärmutter, Eileiter, Eierstöcke, Harnblase und Darm. Die Bereiche unterhalb der Bauchhöhle (z.B. Scheidewand zwischen Scheide und Enddarm) und Strukturen hinter dem Bauchfell (retroperitoneale Bereiche) können nicht beurteilt werden. Neben der obligatorischen Entnahme von Gewebeproben können durch eine Bauspiegelung Endometrioseherde entfernt bzw. zerstört, Verwachsungen gelöst und Zysten entfernt werden.

Bauchspiegelungen werden teils stationär und teils ambulant durchgeführt und dauern von ca. einer Viertelstunde bis mehrere Stunden, je nach Befund. In seltenen Fällen muss eine Bauchspiegelung aus operationstechnischen Gründen zu einer Baucheröffnung (Bauchschnitt = Laparotomie) erweitert werden.

1.11 Abgrenzungen der Endometriose gegenüber anderen Erkrankungen (Differenzialdiagnose)

In den meisten Fällen klagen Frauen mit Endometriose über chronische Schmerzen, die vor der regulären monatlichen Periodenblutung zur Verschlimmerung neigen. Geschlechtsverkehr kann diese unklaren Unterbauchbeschwerden verstärken, so dass Frauen mit Endometriose oft Geschlechtsverkehr meiden. Wenn die Blase oder der Enddarm ebenfalls mit Endometriose befallen sind, können Schmerzen beim Wasserlassen oder beim Stuhlgang auftreten. Akut einsetzende Schmerzen ohne jegliche Vorwarnung sind möglich, wenn eine sog. »Schokoladenzyste« (oder aber auch »Endometriom« des Eierstocks genannt) platzt oder eine Stieldrehung erfährt. Hierbei kann es zu so starken Schmerzen kommen, dass Notfalloperationen erforderlich werden.

Da einige Patientinnen mit Endometriose beschwerdefrei sind, muss ebenfalls bedacht werden, dass nicht immer eine vorgefundene Endometriose für die beklagten Beschwerden verantwortlich ist.

Alle diese Schmerzen können auch ohne Endometriose auftreten, so dass andere Ursachen ausgeschlossen werden müssen. Die wichtigsten sind:

• Entzündungen des kleinen Beckens, die auch Adnexitiden oder PID (= pelvic inflammatory disease) genannt werden. Beim Vorhandensein einer Entzündung im kleinen Becken sind meist die weißen Blutkörperchen im Blut erhöht (Leukozytose), und es besteht Fieber. Beides wird durch Endometriose nicht verursacht. Handelt es sich um einen chronischen entzündlichen Prozess, ist es häufig schwierig, anhand von körperlichen und/oder apparativen Untersuchungen eine genaue Diagnose zu erstellen. Klärung bringt meist nur eine Bauchspiegelung.

• Akute Entzündung des Blinddarms (= Appendizitis): Hierbei liegen häufig Schmerzen an ganz konkreten Stellen im Bauch und Allgemeinsymptome wie Übelkeit, Erbrechen, Fieber und eine Erhöhung der weißen Blutkörperchen vor.

• Eierstockzysten (= Ovarialzysten): An den Eierstöcken können
  sich nicht nur Endometriosezysten bilden, sondern auch so genannte funktionelle Zysten (im Rahmen des Zyklusgeschehens
  entstanden) oder andere gut- bzw. bösartige Tumore, die mit
  Flüssigkeit gefüllt sind und die zu plötzlichen oder chronischen
  Schmerzen in diesem Bereich führen können. Die gynäkologische Tastuntersuchung, die Ultraschalluntersuchung, Computertomographie und/oder Kernspintomographie können deutliche Hinweise auf die Art des Tumors geben.
• Eileiter- oder Bauchhöhlenschwangerschaft (= Extrauteringravi-
  dität): Diese ebenfalls gefährliche Situation ist am ehesten durch
  die Angaben der Patientin, einen positiven Schwangerschafts-
  test, Ultraschall und die gynäkologische Untersuchung festzu-
  stellen. Kommt es im Falle einer Eileiterschwangerschaft zu einem Zerreißen des Eileiters, können plötzlich einsetzende starke Schmerzen und lebensbedrohliche Blutungen auftreten. Hier
  bietet die Bauchspiegelung die beste Möglichkeit zur Klärung
  der Situation.

Chronische Unterbauchbeschwerden können differenzialdiagnos-
tisch verursacht werden durch:

• Verwachsungen (= Adhäsionen), die durch vorangegangene
  Entzündungen oder Operationen im kleinen Becken verursacht
  worden sind
• Chronische Entzündungen im kleinen Becken
• Varikosis Pelvis (= Krampfadern im kleinen Becken, insbeson-
  dere bei starken Raucherinnen)
• Entzündungen des Darmes oder eine Lactoseintoleranz
• Entzündungen der harnableitenden Organen
• Lumboischialgien (Kreuzschmerzen, Hexenschuss)
• Pschychosomatische Erkrankungen

1.12 Einteilung und Klassifikation der Endometriose

1.12.1 Einteilung

Die Endometriose kann in eine »peritoneale«, d.h. eine Endometriose mit Befall der Strukturen in der Bauchhöhle wie Eierstöcke, Überzug der Gebärmutter, Bandstrukturen, Eileiter, Dickdarm, Dünndarm, Blinddarm, Nabel und Narben nach Bauchschnitten und in eine »extraperitoneale«, d.h. eine Endometriose außerhalb der Bauchhöhle (Leistenregion, Gebärmutterhals, Scheide, äußere Scham, Damm, harnableitendes System, Lunge und Rippfell, Haut, Muskulatur und Beine bzw. Arme) eingeteilt werden. Peritoneale Endometrioseherde sind einer Untersuchung zufolge am häufigsten an folgenden Stellen aufzufinden:

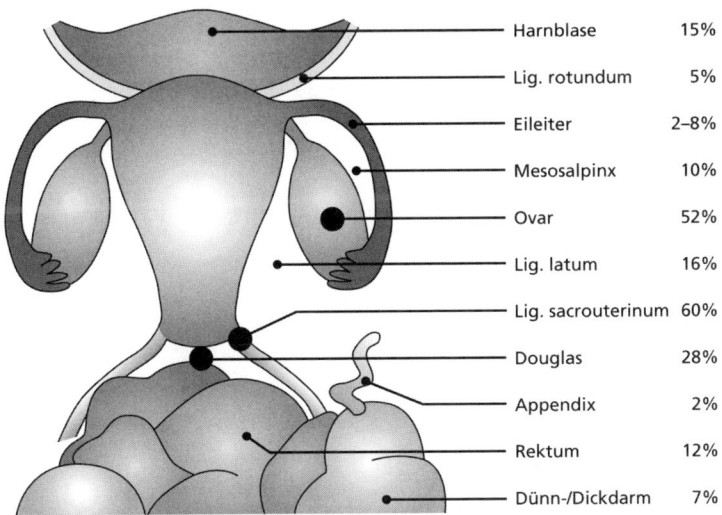

Harnblase	15%
Lig. rotundum	5%
Eileiter	2–8%
Mesosalpinx	10%
Ovar	52%
Lig. latum	16%
Lig. sacrouterinum	60%
Douglas	28%
Appendix	2%
Rektum	12%
Dünn-/Dickdarm	7%

Abbildung 5: Lokalisation und prozentuale Verteilung der Endometriose.

1. bei 56 % der untersuchten Frauen im Bereich eines oder beider Eierstöcke,
2. bei 34 % im Douglas'schen Raum,
3. bei 20 % an den Sacrouterinligamenten und
4. bei 34 % an der Blasenumschlagsfalte

Der Theorie der retrograden Menstruation folgend, fanden sich im hinteren Bereich des sog. »Breiten Bandes« (= Ligamentum latum) wesentlich öfter Endometrioseherde als an seiner vorderen Seite.
Andere Organe wie die Eileiter, der Enddarm oder die Oberfläche der Gebärmutter waren nur selten von Endometrioseherden befallen.

1.12.2 Klassifikationen

Für die Einstufung der Ausdehnung der Endometriose sind vom historischen Ansatz her drei Klassifikationsmethoden zu erwähnen:

1. die Einteilung in vier Grade (Grad I–IV) von Acosta und Mitautoren (1973)
2. die endoskopischen Endometriosestadien (EES) nach Semm (Mettler 1992) und
3. die revidierte Punkteskala der American Fertility Society von 1997 (rAFS-Score).

Den in diesem Ratgeber erwähnten Schweregraden der Endometriose wurden jeweils der rAFS-Score zugrunde gelegt.

2 Schulmedizinische Therapie der Endometriose

Die Endometriose ist eine sehr verschiedenartige Erkrankung. Unterschiede ergeben sich beispielsweise durch das Vorhandensein von Schmerzen bzw. deren Intensität, eine eventuell damit verbundene Sterilität, das Stadium der Erkrankung, einen unterschiedlichen Befall verschiedener Organe und damit zusammenhängende Funktionsstörungen, das Alter der betroffenen Patientin sowie deren Familiensituation bzw. -planung (aktuelle oder späterer Kinderwunsch bzw. abgeschlossene Familienplanung) und durch den Zeitpunkt im Krankheitsverlauf (d.h. ob die Endometriose erstmals behandelt wird oder ggf. schon ein Rezidiv vorliegt). Daraus resultiert die Notwendigkeit individueller Behandlungskonzepte, die in einem Ratgeber nicht im Einzelnen beschrieben werden können.

Sowohl nach den Wechseljahren als auch nach einer operativen Entfernung beider Eierstöcke (unter Verzicht auf eine Hormonverabreichung von außen) wird eine Endometriose inaktiv und unterliegt einer zunehmenden Rückbildung. Ferner kann sie sich im letzten Schwangerschaftsdrittel und in der Stillperiode zurückbilden. Daher wurde der Östrogenentzug zum grundlegenden Prinzip der Endometriosebehandlung. Ein permanenter Östrogenentzug (operativ oder hormonell) ist bisher die einzige Möglichkeit, die vor einem Rezidiv schützt. Da dies eine sehr drastische Maßnahme ist, sind alle therapeutischen Aktivitäten nur Kompromisslösungen, die nach Gewichtung der individuellen Situation einer Patientin gewählt werden. Neben dem Schweregrad der subjektiven Symptome ist die Frage, ob aktuell oder später ein Kinderwunsch besteht, das bedeutendste Kriterium bei der therapeutischen Entscheidungsfindung.

Die Endometriose kann sowohl eine Zufallsdiagnose bei einer beschwerdefreien Patientin als auch eine langwierige Erkrankung sein, die nach einer abgeschlossenen Behandlung und nach einem beschwerdefreien Intervall wieder auftreten kann (= chronisch-rezidivierend). Das Risiko, einen »Rückfall« (= Rezidiv) zu erleiden, beträgt ca. 20–40 % innerhalb von fünf Jahren, wobei offen bleibt, ob es sich um ein Wiederauftreten (»echtes Rezidiv«), eine fortbestehende (= persistierende) oder um eine Neuerkrankung handelt. Eine Erklärung für die hohe Rezidivrate liegt in der unterschiedlichen Hormonempfindlichkeit der Endometrioseherde. Nur 50–60 % der Herde entsprechen bezüglich der hormonellen Beeinflussbarkeit und dem Hormonrezeptorgehalt dem eigentlichen Endometrium. Der Rest scheint selbstständig zu wachsen und kann durch eine medikamentös-hormonelle Therapie nur sehr bedingt angegangen werden. Allgemein besteht die Auffassung, dass die Endometriose nach einer radikalen Operation, d. h. einer kompletten Entfernung beider Eierstöcke und der Gebärmutter, nicht rezidiviert. Bei schwerer Endometriose mit vielen Verwachsungen können aber in seltenen Fällen kleine Fragmente von Eierstockgewebe im Bauchraum zurück bleiben, die ein Rezidiv hervorrufen können. Treten nach einer Behandlung erneut Schmerzen im Bauchraum auf, können diese auch auf Verwachsungen zurückgeführt werden, die im Rahmen der behandelten Endometriose oder der Operation entstanden sind, ohne dass erneut Endometrioseherde gefunden werden können.

In verschiedenen Untersuchungen zeigten Frauen, die im Anschluss an eine Behandlung schwanger wurden, eine niedrigere Rezidivrate als Frauen, die nicht schwanger wurden (4 % im Vergleich zu 41 %).

Die therapeutischen Möglichkeiten der Endometriose umfassen symptomatische, chirurgische und medikamentös-hormonelle Maßnahmen sowie Mischformen aus diesen Möglichkeiten.

2.1 Medikamentöse Behandlung der Schmerzsymptome

Da die behandlungsbedürftige Endometriose in den meisten Fällen mit Schmerzen verbunden ist, hat die Schmerztherapie einen wesentlichen Anteil an der Behandlung. Die Schmerztherapie ist eine symptomatische Behandlungsform, da durch sie nicht die Endometriose selbst, sondern nur das durch diese verursachte Symptom Schmerz behandelt wird, während die Endometriose unbeeinflusst fortschreiten kann. Jede Schmerztherapie sollte eingebettet sein in ein Gesamtkonzept. Das bedeutet, dass sie einerseits von einer endometriose-spezifischen Therapie (hormonell und/oder chirurgisch) begleitet werden sollte und andererseits neben einer medikamentösen Schmerztherapie eine Beeinflussung durch physiotherapeutische Maßnahmen und eine Berücksichtigung der psychischen Verarbeitung des Schmerzerlebnisses berücksichtigt werden sollten. Dieser Beitrag beschränkt sich auf die medikamentöse Therapie.
Für die Behandlung insbesondere länger anhaltender Schmerzen gelten folgende Grundregeln: Prinzipiell ist eine Behandlung, die an der Schmerzursache ansetzt, sinnvoller als eine symptomatische Therapie. Innerhalb des Krankheitsbildes Endometriose gibt es verschiedene Möglichkeiten für eine Schmerzentstehung, die eventuell ursächlich behandelbar sind. Schmerzmittel sollen in regelmäßigen Zeitabständen eingenommen werden. Bei lang anhaltenden Schmerzen muss die nächste Medikamenteneinnahme erfolgen, bevor der schmerzstillende Effekt der vorangegangenen aufgebraucht ist, d.h. die nächste Einnahme notwendig wird. Daher sollten die Wirkdauern der verschiedenen Medikamente

bekannt sein. Eine Bedarfsmedikation ist lediglich bei kurzen und nicht wiederkehrenden Schmerzimpulsen sinnvoll. Schmerzmittel haben eine zu differenzierende hohe schmerzstillende Potenz und wirken bei verschiedenen Schmerzen unterschiedlich gut, da sie verschiedenartige Wirkmechanismen haben. Die Dosierung sollte ausreichend hoch sein unter Berücksichtigung sowohl der maximalen Einzel- als auch Tagesdosis. Es ist wichtig, die Nebenwirkungen zu kennen und diesen frühzeitig entgegen zu wirken. Eine Schmerzbehandlung sollten Sie nicht alleine, sondern nur in Abstimmung mit Ihrer Ärztin oder Ihrem Arzt durchführen.

Bei der Endometriose kommen mehrere Mechanismen für die Schmerzentstehung in Frage.

Endometrioseherde gehen mit Gewebeschädigungen einher, die Entzündungsreaktionen auslösen. Dadurch werden körpereigene, schmerzauslösende Substanzen (wie die sog. »Prostaglandine«) freigesetzt bzw. vermehrt gebildet, die u.a. die Schmerzrezeptoren der Nervenendigungen sensibilisieren (Rezeptoren sind Anlegestellen für bestimmte Botenstoffe). Über die Nervenbahnen werden die Schmerzen zum Gehirn weitergeleitet und dort verarbeitet, so dass sie bewusst werden. Wird die Prostaglandinbildung gehemmt, kann günstig in die Schmerzentstehung bzw. -weiterleitung eingegriffen und dadurch Schmerzen deutlich gelindert werden. Dies gelingt durch Medikamente aus der Gruppe der so genannten »nicht-steroidalen Antiphlogistika« wie Naproxen, Ibuprofen und Diclofenac. Diese Substanzen führen z.B. zu einer deutlichen Besserung der schmerzhaften Periodenblutung (Dysmenorrhoe).

Endometriose kann zu narbigen Knoten führen, die auf Nervenbahnen drücken und dadurch Schmerzen auslösen können. Die Schmerzen können in solchen Fällen manchmal an einer anderen Stelle, nämlich im Ursprungsgebiet dieser Nervenbahnen empfunden werden.

Endometriose führt zu Narbengewebe und Verwachsungen, die in der Regel schrumpfen, was ziehende Schmerzen und eine verminderte Beweglichkeit der betroffenen Organe bewirken kann.

Endometriosezysten können durch Druck auf umliegende Gewebestrukturen und Organe sowie durch die Spannung ihrer Kapsel Schmerzen verursachen.

Nachfolgend werden einige Medikamente dargestellt, die zur Schmerzbehandlung eingesetzt werden können. Da die Nebenwirkungen der beschriebenen Präparate nur sehr eingeschränkt und die Kontraindikationen (Gründe, die den Einsatz eines Medikamentes verbieten) gar nicht beschrieben wurden, ist es unbedingt erforderlich, dass Sie den Gebrauch dieser Medikamente mit Ihrer Ärztin oder Ihrem Arzt absprechen.

Acetylsalizylsäure (z.B. Aspirin®, ASS-ratiopharm®) muss wegen der relativ geringen Potenz hoch dosiert werden und wirkt ca. vier Stunden. Als Einzeldosis werden 500–1000 mg und als maximale Tagesdosis 4000 mg empfohlen. Im Vergleich aller Schmerzmittel wirkt Acetylsalizylsäure (ASS) mäßig gut gegen Schmerzen (analgestisch), gering entzündungshemmend (antiphlogistisch) und mäßig gut fiebersenkend (antipyretisch). Als Nebenwirkung kann sie u.a. die Funktion der Blutplättchen hemmen (dadurch gerinnt das Blut weniger schnell) und zu Magenschleimhautentzündungen führen. Brausetabletten sind vorzuziehen. Im Allgemeinen kommt der ASS in der symptomatischen Behandlung der Endometriose eher eine geringere Bedeutung zu.

Paracetamol (z.B. Ben-u-ron®) hat im Gesamtvergleich nur eine geringe schmerzlindernde Potenz, keine entzündungshemmende und eine fiebersenkende Wirkung. Es ist sehr gut verträglich und daher bei geringen Schmerzen empfehlenswert. Paracetamol wirkt ca. vier Stunden. Die Einzeldosis beträgt 500–1000 mg und die maximale Tagesdosis 4000 mg.

Metamizol (z.B. Novalgin® und Novaminsulfon®) ist rezeptpflichtig, wirkt sehr gut gegen Schmerzen und Fieber, dagegen kaum gegen Entzündungen. Außerdem wirkt es krampflösend. Als Einzeldosis werden 500–1000 mg und als Tageshöchstdosis 4000 mg empfohlen (20 Tropfen = 1 ml à 500 mg). Die Wirkdauer beträgt vier Stunden. Es ist relativ gut verträglich, gelegentlich kommt es allerdings zu allergischen Hauterscheinungen und sehr selten (1:1 Mill.) zu schwerwiegenden Blutveränderungen.

Auch *Diclofenac (z.B. Voltaren®)* ist rezeptpflichtig. Es gehört
zu den sog. »nicht-steroidalen Antiphlogistika«, die bei endome-
triose-bedingten Schmerzen (insbesondere bei der schmerzhaften
Periodenblutung) häufig eingesetzt werden. Diclofenac wirkt mäßig gut schmerzstillend, abschwellend und entzündungshemmend,
jedoch weniger fiebersenkend und nicht krampflösend. Wirkdauer acht Stunden, Einzeldosis 50 mg. Tageshöchstdosis 200 bis
250 mg. Erwähnenswert ist die Retardform (Dragees mit 100
mg), die den Wirkstoff verzögert freisetzt und ca. zwölf Stunden
lang wirkt. Als Nebenwirkungen sind Magen-Darm-Beschwerden
zu nennen.

Ibuprofen (z.B. Urem®, Aktren®, Brufen®, Ibuphlogont®) ist
ebenso rezeptpflichtig und hat vermutlich das günstigste Verträg-
lichkeitsprofil der nicht-steroidalen Antiphlogistika (NSAID).
Die Einzeldosen liegen meist bei 400 mg (manchmal reichen
200 mg aus, teilweise sind auch 600 mg notwendig), die Tageshöchstdosis beträgt 2400 mg. Ibuprofen (in der üblichen Dar-
reichungsform) wirkt acht Stunden lang, die Retardform mit
800 mg wirkt zwölf Stunden. Ibuprofen wirkt sehr gut schmerzlindernd, aber weniger entzündungshemmend und fiebersenkend. Im Hinblick auf die Dysmenorrhoe ist besonders erwähnenswert, dass Ibuprofen über eine gute krampflösende
Wirkung auf die Muskulatur der Gebärmutter verfügt und daher besonders empfehlenswert ist. Die Nebenwirkungen entsprechen erst in den oberen Dosierungsbereichen denen der anderen nicht-steroidalen Antiphlogistika (Magen-Darm-Beschwerden).

Naproxen (z.B. Proxen®) zeichnet sich durch seine lange Wirkdauer von 12 bis 14 Stunden aus. Es gehört zu den nicht-steroidalen Antiphlogistika (Nebenwirkungen sind Magen-Darm-Beschwerden) und ist ebenfalls rezeptpflichtig. Einzeldosis 250–
500 mg, maximale Tagesdosis 1000 mg. Naproxen wirkt stark
schmerzlindernd und mäßig entzündungshemmend. Hervorzuhe-
ben ist seine gute Wirkung bei kolikartigen Schmerzen im Bereich
der Genitalorgane und Harnwege und damit seine gute Einsatz-
möglichkeit bei Endometriose.

Refecoxid (Vioxx®) und *Celecoxib (Celebrex®)* sind relativ neue Präparate und gehören zu den sog. »selektiven Cyclooxygenase II-Hemmern«. Der Körper setzt die Substanz Cyclooxygenase II bei Gewebeschädigungen und Entzündungsreaktionen frei. Die schmerzlindernde und entzündungshemmende Wirkung beider Medikamente entsprechen denen der nicht-steroidalen Antiphlogistika, wobei sie allerdings zu deutlich weniger Nebenwirkungen im Magen-Darm-Bereich führen. Die empfohlene Einzeldosis für Rofecoxid liegt üblicherweise bei 12,5 bis 25 mg (neuerdings ist auch die Dosierung von 50 mg in der Behandlung der Dysmenorrhoe zugelassen); die Wirkung hält ca. zwölf Stunden an. Celecoxib wirkt 12–24 Stunden lang und wird in der Einzeldosierung von 1 x 200 mg verabreicht.

Butylscopolaminiumbromid (z.B. Buscopan®) wird nicht zu den eigentlichen Schmerzmitteln, sondern zu den krampflösenden Medikamenten gezählt. Es zeigt eine gute Wirkung bei Krämpfen im Bereich von Magen, Darm, Gallenwegen und ableitenden Harnwegen sowie der weiblichen Genitale. Es wirkt nur relativ kurz, so dass es drei- bis fünfmal täglich eingenommen werden muss. Die übliche Einzeldosis beträgt 10–20 mg (entsprechend 1–2 Dragees oder Zäpfchen). Die Verträglichkeit ist in der Regel gut. Obwohl bei der schmerzhaften Regelblutung eher die oben genannten nicht-steroidalen Antiphlogistika empfohlen werden, kommen manche Frauen mit Buscopan® gut zurecht. Busopan ist nicht rezeptpflichtig.

Für alle beschriebenen Medikamente gilt, dass sie sich lediglich auf die Schmerzsymptomatik auswirken, jedoch keinen Einfluss auf die anderen Beschwerdebilder der Endometriose sowie auf die Entstehung und Progression von Endometrioseherden haben. Ihr Stellenwert liegt daher in der Ergänzung zu anderen Therapieformen. Hierzu zählen die medikamentös-hormonelle und die operative Behandlung.

2.2 Medikamentös-hormonelle Behandlungen

2.2.1 Gestagene (Gelbkörperhormone)

Während des Zyklus bildet sich nach dem Eisprung im Eierstock der Rest des zurückgebliebenen Eibläschens zum so genannten Gelbkörper um, der außer dem Östrogen das Gelbkörperhormon Progesteron bildet. Progesteron gehört zur Hormongruppe der sog. »Gestagene« und bewirkt in der Gebärmutterschleimhaut eine Umwandlung, damit sich ein eventuell befruchtetes Ei einnisten kann. Während Östrogene die Gebärmutterschleimhaut zum Wachstum anregen, wirken die Gestagene der Stimulation entgegen. Dieser wachstumshemmende Effekt der Gestagene ist das therapeutische Prinzip ihres Einsatzes zur Behandlung der Endometriose. Bei längerfristiger Einnahme von Gestagenen trocknen die Gebärmutterschleimhaut und damit die Endometrioseherde ein. Die Endometriosezellen gehen zugrunde, und die Herde lösen sich auf. Um diese Wirkung zu erzielen, sollten die Endometrioseherde über Anlegestellen (= Rezeptoren) für Gestagene verfügen. Da das Progesteron als natürliches Gestagen nicht über den Magen-Darm-Trakt aufgenommen werden kann, wurden künstliche bzw. synthetische Gestagene hergestellt, die in zwei Gruppen unterschieden werden:

• die Abkömmlinge des Progesterons und
• die Abkömmlinge des Testosterons.

Allen Gestagenen aus den jeweiligen Gruppen ist ihre anti-östrogene Wirkung am Endometrium gemeinsam. Sie unterscheiden sich jedoch im Spektrum ihrer Nebenwirkungen, die nicht nur unterschiedlich stark ausgeprägt sind, sondern verschiedene Effekte haben können (d. h. Wirkungsintensität und Wirkungsprofil sind verschieden). In den meisten Fällen liegt bei den diversen Gestagenen eine geringe Restwirkung derjenigen Substanz vor, von der sie abgeleitet sind. Diese Partialwirkungen sind sehr gering. Die meisten der Testosteron-Abkömmlinge haben eine leichte Restwir-

kung im Sinne des männlichen Geschlechtshormons Testosteron
(androgene Wirkung), während die Partialwirkung der Progeste-
ron-Abkömmlinge tendenziell kortison-ähnlich (glukokortikoid)
ausfällt. Hieraus ergeben sich sehr unterschiedliche Einsatzmög-
lichkeiten der einzelnen Gestagene, da ihre verschiedenen Partialwirkungen therapeutisch genutzt werden können. Einzelne Pro-
gesteron-Abkömmlinge haben eine anti-androgene Wirkung, die
einen günstigen Nebeneffekt zur Behandlung von unreiner Haut
bzw. Akne hat. Bei längerfristigen Anwendungen können einige
der Testosteron-Abkömmlinge die Blutfette ungünstig beeinflussen. Welches Gestagen verordnet wird, ergibt sich oftmals daraus,
ob die jeweilige Partialwirkung eine bestimmte Begleiterkrankung
oder die individuelle Problematik einer Patientin eher günstig
(d.h. therapeutisch) beeinflusst oder eher verstärkt.

Tabelle 1: Restwirkungen der Gestagene:
+ Wirkung, (+) geringe Wirkung, – keine Wirkung

Gestagen	anti-östro-gen	östro-gen	andro-gen	anti-andro-gen	gluko-korti-koid
Progesteron	+	–	–	(+)	(+)
Chlormadinonacetat	+	–	–	+	+
Cyproteronacetat	+	–	–	+	+
Medroxyprogesteronacetat	+	–	(+)	–	+
Megestrolacetat	+	–	–	–	+
Medrogeston	+	–	–	(+)	–
Dydrogesteron	+	–	–	–	–
Norethisteron	+	(+)	+	–	–
Lynestrol	+	(+)	+	–	–
Levonorgestrel	+	–	+	–	–
Desogestrel	+	–	+	–	–
Dienogest	+	–	–	+	–
Tibolon	+	(+)	+	–	–

Häufig eingesetzte Gestagene sind Medroxyprogesteronacetat
(Clinovir®), Lynestrenol *(Orgametril®)*, Dydrogesteron *(Dupha-
ston®)* und Medrogeston *(Prothil®)*. Eine anti-androgene Wirkung
hat beispielsweise Cyproteronacetat *(Androcur®)*.
Bei einer Behandlungsdauer von ungefähr sechs Monaten kann
nicht nur eine deutliche Verbesserung der subjektiven Beschwerdesymptomatik wie z.b. Schmerzen bei der Periode oder beim
Geschlechtsverkehr und chronische Unterbauchbeschwerden, sondern auch eine objektive Reduzierung der Ausdehnung der Endometriose erreicht werden.
Je nach Präparat können mehr oder weniger stark ausgeprägt
folgende Nebenwirkungen auftreten: Depressionen, Brustspan-
nen, Gewichtszunahme, Übelkeit, Ödembildungen und Zwischen-
blutungen sowie Beschwerden, die aufgrund des (gewünschten)
Östrogenmangels entstehen wie Hitzewallungen, Schweißausbrüche, Herzklopfen, Reizbarkeit und Stimmungsschwankungen.
Bei der Anwendung von Gestagenen in der Behandlung der Endometriose wird zwischen einer Kurzzeittherapie über z.B. sechs
Monate und einer Langzeittherapie über mehrere Jahre unterschieden. Diese Differenzierung ist wichtig im Hinblick auf die
einzelnen Nebenwirkungen der unterschiedlichen Gestagene. In
der medikamentösen Langzeitbehandlung sollten eher Progeste-
ron-Abkömmlinge eingesetzt werden, da sie keine negative Auswirkungen auf den Fettstoffwechsel haben.

2.2.3 Danazol

Anfang der 1980er Jahre wurde der Testosteron-Abkömmling
Danazol *(Winobanin®)* zur Therapie der Endometriose eingesetzt.
Hiermit konnten nicht nur subjektive Besserungen, sondern auch
objektive Reduktionen der Ausdehnung der Endometriose nach
der Therapie festgestellt werden.
Die Wirkungsweise von Danazol ist sehr vielfältig:
Danazol hemmt in der Hirnanhangsdrüse die Ausschüttung derje-
nigen Hormone, die in den Eierstöcken die Östrogenbildung sti-

mulieren, d. h. des FSH (Follikelstimulierendes Hormon = eisbläs-
chenstimulierendes Hormon) und des LH (Luteinisierendes Hormon = gelbkörperbildendes Hormon). Durch diese Hemmung
kommt es zu einer Verringerung der in den Eierstöcken produzier-
ten Östrogene und Gestagene. Im Eierstock blockiert Danazol Enzyme für die Produktion der Geschlechtshormone (insbesondere
die sogenannte Sulfatase), wodurch die Konzentrationen der biologisch aktiven Östrogene niedrig gehalten werden. Es hemmt die
Follikelentwicklung und bewirkt damit eine Senkung der körpereigenen Östradiolbildung.

Danazol kann sich in Endometrioseherden an die Rezeptoren
(= Anlagestellen) für Androgene, Östrogene und Progesteron bin-
den und dadurch die Wirkung dieser Hormone auf die Endome-
trioseherde unterdrücken. Dies funktioniert natürlich nur bei den
Herden, die solche Rezeptoren aufweisen. Danazol erhöht die
Konzentration des freien Testosterons, was sich ebenfalls auf die
Rückbildung von Endometriosenherden günstig auswirkt, und be-
einflusst das Immunsystem positiv.

Die Standarddosis beträgt 600 mg täglich und sollte kontinuier-
lich über sechs Monate eingenommen werden. In 70–100% der
Behandlungen führt die Danazol-Gabe zu einer Verbesserung der
Beschwerden und in 60–90% zu einem Rückgang der Endome-
trioseherde. In 40–70% konnte bei Sterilitätspatientinnen eine
Schwangerschaft erzielt werden.

Aufgrund der androgenen Nebenwirkungen kann es zu Nebenwirkungen wie Gewichtszunahme (in über 40% der Behandlungen), Akne (20%), Vermehrung der Behaarung vom männlichen
Typ und Stimmbandveränderungen (unter 20%) kommen. Bei
den meisten Patientinnen bleibt während der Behandlung die
Periodenblutung aus aufgrund der fehlenden Östrogenbildung.
Zusätzlich kommt es bei weniger als 20 Prozent der Frauen zu
Hitzewallungen, Brustverkleinerungen, Stimmungsschwankungen
und einer Abnahme des sexuellen Verlangens. Bei Behandlungen,
die länger als 6 Monate dauern, können sich die Blutfette bedeutsam verändern. In bis zu 60 Prozent der Fälle tritt die Endometriose nach Abschluss der Therapie wieder auf.

2.2.4 Blockierung der Hirnanhangsdrüse durch GnRH-Agonisten

Das sog. GnRH (= Gonadotropin Releasing Hormon; release = freisetzen) ist ein Hormon, das im Zwischenhirn (Hypothalamus) gebildet wird und in der Hirnanhangsdrüse die Freisetzung derjenigen Hormone auslöst, die auf die Eierstöcke wirken und dort die Produktion der Geschlechtshormone stimulieren. Diese die Eierstöcke beeinflussenden Hormone (FSH und LH) werden »Gonadotropine« genannt. Wenn die Wirkung des GnRH unterbunden wird, können FSH sowie LH und schließlich auch die Geschlechtshormone nicht gebildet werden. Eine solche Sperre der Hormonproduktion gelingt durch den Einsatz sog. »GnRH-Agonisten«, in dem sie die Hirnanhangsdrüse blockieren.

Dies hat zur Folge, dass die Eierstöcke keine Geschlechtshormone bilden können.

Tabelle 2: GnRH-Agonisten, die für die Therapie der Endometriose zugelassen sind

Substanz	Handelsname	Anwendungsweise	Dosierung
Buserelin	*Suprecur*®	Nasenspray	3 x 300 µg bis 4 x 300 µg täglich
Nafarelin	*Synarela*®	Nasenspray	2 x 200 µg bis 2 x 400 µg täglich
Goserelin	*Zoladex*®-Gyn	Injektion unter die Bauchhaut	3,8 mg/4 Wochen
Triptorelin	*Decapeptyl*®	Injektion unter die Haut oder in den Muskel	3,7 mg/4 Wochen
Leuprorelin	*Enantone*®-Gyn	Injektion unter die Haut oder in den Muskel	3,7 mg/4 Wochen

Da Endometrioseherde durch Östrogene beeinflusst werden, kann durch diesen Entzug eine sehr effiziente Behandlung stattfinden. GnRH-Agonisten sind nicht als Tabletten verfügbar, sondern müssen als Nasenspray (täglich) oder als Injektion (alle vier Wochen) verabreicht werden.

GnRH-Agonisten führen je nach Schweregrad der Endometriose zu einer deutlichen Senkung der objektiven Ausdehnung der Endometriose. Eine Verbesserung der subjektiven Symptomatik (z. B. Unterbauchschmerzen oder Schmerzen beim Geschlechtsverkehr) wurde in 80–90 % erreicht und ist der Wirkung des Danazols vergleichbar.

Das Nebenwirkungsspektrum der GnRH-Agonisten ist aber zu dem des Danazols deutlich unterschiedlich. GnRH-Agonisten haben im Gegensatz zu Danazol keine Nebenwirkungen auf den Stoffwechsel (z. B. Gewichtsveränderungen oder Veränderungen der Blutfette). Es kommt aber bei den meisten Patientinnen zu akuten Östrogenentzugserscheinungen, die sonst erst allmählich in den Wechseljahren auftreten und oft von den Patientinnen als sehr beeinträchtigend empfunden werden. Die Periodenblutung bleibt aus. Außerdem können Hitzewallungen (in über 80 % der Behandlungen), Scheidentrockenheit (60 %), Schweißausbrüche (50 %), Verlust des sexuellen Verlangens (über 30 %), Stimmungsschwankungen (über 20 %), Kopfschmerzen (unter 20 %) und Schlaflosigkeit auftreten. Nach sechs Monaten Therapie muss mit einem Verlust der Knochendichte von 2–6 % gerechnet werden, wobei sechs Monate nach Absetzen der Therapie die Ausgangsknochendichte in den meisten Fällen wieder erreicht ist. Diese Reaktionen sind individuell sehr unterschiedlich.

Zwölf Wochen nach Beendigung der Therapie setzt in etwa 98 Prozent der Fälle die Menstruation wieder ein. Zwei bis drei Monate nach Absetzen der Medikation sind auch die anderen Nebenwirkungen nicht mehr vorhanden.

In bis zu 66 Prozent der Fälle kommt es innerhalb des ersten Jahres zu einem Rezidiv. Dies führt – in Analogie zur Therapie mit Danazol – dazu, dass bei den Patientinnen mit ausgeprägter Endometriose und keinem Kinderwunsch nach einer drei- bis sechsmo-

natigen GnRH-Agonisten-Behandlung eine Gestagendauerthera-
pie mit den oben erwähnten Medikamenten durchgeführt werden
sollte, um einem Rezidiv und damit dem erneuten Auftreten von
Beschwerden vorzubeugen.

»add-back-Therapie«

Zur Behebung der durch den Östrogenentzug bedingten Nebenwirkungen sind so genannte »add-back« Schemata entwickelt
worden. Es zeigte sich nämlich, dass Endometrioseherde höhere
Östrogenkonzentrationen benötigen als andere Organe. Eine all-
mähliche Reduzierung der Östrogenkonzentrationen »von oben
herunter« ist nicht möglich. Dieses Ziel kann jedoch erreicht werden durch einen kompletten Östrogenentzug und eine Verabreichung von Östrogenen (bzw. eine Kombination von Östrogenen
und Gestagenen) in genau der Menge, mit der eine Patientin gerade beschwerdefrei ist, die Endometriose aber noch nicht wieder
stimuliert wird.
Eine gleichzeitig zu der GnRH-Agonsiten-Verabreichung durchgeführte Behandlung mit dem Gestagen Medroxyprogesteronacetat
(Clinovir®) führt zwar zur Verminderung von Östrogenentzuger-
scheinungen und zur Verringerung des Knochendichteverlustes;
objektive Reduzierungen der Beschwerdesymptomatik und Ausdehnung der Endometrioseherde konnten jedoch nicht erreicht
werden.
Dagegen hat eine simultane Therapie von GnRH-Agonisten und
einer Östrogen-Gestagen-Kombination (z. B. *Kliogest®*) zu einer
deutlichen Reduzierung der Endometrioseherde und der klinischen Symptomatik geführt, ähnlich der der alleinigen GnRH-
Agonisten-Therapie. Die Nebenwirkungen der GnRH-Agonisten
wurden durch *Kliogest®* deutlich vermindert, so dass mit diesem
»add-back« Schema eine Möglichkeit zur kontinuierlichen, d.h.
langfristigen und nebenwirkungsarmen Behandlung gegeben ist.
Sehr interessant ist hierbei die kombinierte Behandlung von
GnRH-Agonisten mit dem Hormonersatztherapeutikum Tibolon

(Liviella®). Tibolon ist ein Testosteron-Abkömmling mit östrogener und schwacher androgener Wirkung. Am Endometrium (und damit an der Endometriose) wirkt es wie Danazol als ein Hemmer der Sulfatase, wodurch keine Stimulation beider Gewebe stattfindet. Dadurch können die Östrogenmangelerscheinungen behoben werden. Es kommt aber nicht zu einer Erhöhung der biologisch wirksamen Östronkonzentration sowohl am Endometrium wie auch in den Endometrioseherden, so dass diese besser therapiert werden können. Manche Ärztinnen und Ärzte erwägen auch die alleinige Verabreichung von Tibolon bei Endometriosepatientinnen, die nach Entfernung beider Eierstöcke unter starken Wechseljahrsbeschwerden leiden. Langzeitbeobachtungen hierzu liegen leider noch nicht vor.

Die kombinierte GnRH-Agonisten-Behandlung mit einem Östrogenpräparat ermöglicht es, Langzeitbehandlungen sogar über mehrere Jahre hinweg durchzuführen, da durch die Östrogenpräparate die zu erwartenden Nebenwirkungen behoben werden können und GnRH-Agonisten selbst keine nennenswerten Nebenwirkungen aufweisen.

2.3 Zukünftige medikamentöse Ansätze in der Behandlung der Endometriose

Die zukünftigen Ansätze in der medikamentösen Behandlung der Endometriose werden wahrscheinlich die so genannte »Hormonschiene« verlassen. Untersuchungen bei bösartigen Tumoren haben gezeigt, dass deren Fähigkeit, neue Blutgefäße zu bilden, ein wesentlicher Faktor für die Ausbreitung der Tumore ist. Dieser Prozess wird als Gefäßneubildung (Angiogenese oder Neoangiogenese) bezeichnet. Die sog. Angiogenese ist für jede Art von fremdem Gewebe essenziell, da hiermit die Möglichkeit entsteht, sich über die Blutbahn im Organismus zu vermehren.

Die Angiogenese ist daher nicht nur bei der Implantation (= Einnistung der befruchteten Eizelle in die Schleimhaut der Gebärmutter), dem Tissue-Remodelling (= der Veränderung des gesunden
Gewebes in ein bösartiges) oder bei der Metastasierung (= Bildung
von Tochtergeschwüren) von bösartigen Tumoren ein wichtiger
Faktor, sondern auch bei der Entstehung der Endometriose. Daher
ist es Ziel neuerer wissenschaftlicher Untersuchungen, Substanzen
zu entwickeln, die die Bildung dieser neuen Blutgefäße unterbin-
den sollen.
Die bisher entwickelten anti-angiogenetischen Substanzen haben
bezüglich der Hemmung des Wachstums von Endometrioseherden
in ersten Untersuchungen erfolgversprechende Ergebnisse an
Nackt-Maus-Modellen erreichen können. Es werden aber noch
viele weitere Untersuchungen nötig sein, um ein Medikament zu
etablieren, welches nicht nur die Endometriose therapieren, sondern vielleicht auch im Rahmen der Vorbeugung eingesetzt werden kann.

2.4 Chirurgische Verfahren

Operative Eingriffe haben neben der Sicherung der Diagnose auch
für die Behandlung einer Endometriose einen besonderen Stellenwert.
Liegen Endometrioseherde im äußeren Genitalbereich, sind sie für
operative Behandlungsmaßnahmen gut zugänglich, so dass die
nachfolgend beschriebenen Operationsmethoden direkt zur Anwendung kommen können. Befinden sie sich innerhalb der Bauchhöhle, muss zunächst mittels Bauchspiegelung oder Bauchschnitt
ein geeigneter Zugangsweg gewählt werden.
Die betroffenen Bezirke können mit einem Skalpell, einer Schere,
einer elektrischen Nadel oder einem Laser herausgeschnitten werden, was als »Exzision« bezeichnet wird. Mit Hilfe von Strom
können Endometrioseherde auch durch Erhitzen zerstört werden

(»Koagulation«), in dem sie mit einer stromführenden kleinen
Zange gefasst oder mit einem stromführenden Stift berührt werden. Als dritte Möglichkeit kann ein Laser-Gerät eingesetzt werden, mit dessen gebündelter hoher Lichtenergie ein Gewebebezirk
punktuell derart erhitzt wird, dass er dabei verdampft (»Vaporisation«).
Bei einem vermuteten Endometriosebefall im inneren Genitalbereich wird in der Regel zunächst eine Bauchspiegelung durchgeführt. Neben dem Schnitt in der Nabelgrube für das Laparoskop können über einen oder mehrere andere kleine Schnitte im
Unterbauch mit langstieligen chirurgischen Instrumenten u. a. Gewebeproben entnommen (= Biopsie), Verwachsungen gelöst, En-
doemtrioseherde exzidiert, koaguliert oder vaporisiert und Endometriosezysten entfernt werden. Durch die oft damit verbundene
Zwerchfellreizung verspüren viele Patientinnen nach der Operation kurzzeitig Schulterschmerzen. Vorteile dieses Zugangsweges
sind die geringe Verletzung der Bauchdecke (minimal invasive Methode), die klein ausfallenden Narben, die schnellere Erholung
nach dem Eingriff und kürzere Krankenhausaufenthalte.
Wenn durch eine Bauchspiegelung das Ziel der Operation nicht
erreicht werden kann, muss ein Bauchschnitt (= »Laparotomie«,
»Laparo...« bedeutet Bauch... und »...tomie« bedeutet Schnitt)
durchgeführt werden. In der Regel wird die Haut knapp ober-
halb der Scharmhaargrenze in Querrichtung durchtrennt (Pfan-
nenstielquerschnitt, »Bikini-Schnitt«). Die Muskelschicht und das
Bauchfell werden längs durchtrennt, so dass nach der Operation
Schmerzen bis zur Nabelhöhe auftreten können. Die Nachteile
dieses Zugangsweges sind die relativ große Verletzung der Bauchdecke, größere und sichtbare Narben, ein erhöhtes Risiko von
Verwachsungen, eine beschwerlichere Phase unmittelbar nach der
Operation und längere Krankenhausaufenthalte. Gelegentlich ergibt sich während einer Bauchspiegelung die Notwendigkeit einen
Bauchschnitt anzuschließen (»Umsteigen«); sie hängt vom vorge-
fundenen Befund, gegebenenfalls von vorausgegangenen Operationen, von organisatorischen Gegebenheiten und vom Operateur
ab.

Ziel jeder chirurgischen Therapie sollte die Organerhaltung sein, wobei die Organe nicht nur anatomisch sondern auch funktionell erhalten werden sollten. Dies ist im Hinblick auf die komplizierten Mechanismen von Befruchtung und Einnistung von entscheidender Bedeutung.

Die therapeutische Vorgehensweise richtet sich daher nach der individuellen Situation. Für eine Patientin, die bereits Kinder hat, sich kein weiteres Kind mehr wünscht und stark unter Dysmenorrhoe leidet, könnte die Entfernung der Gebärmutter eine sehr willkommene Therapiemöglichkeit sein, da sie dadurch keine (und somit auch keine schmerzhafte) Menstruation mehr bekäme und außerdem nicht mehr verhüten müsste. Die Entscheidung fiele bei einer Patientin mit dringendem Kinderwunsch deutlich anders aus. Hier würde unter Schonung der Organe zunächst insbesondere ausgeprägte Verwachsungen bzw. Vernarbungen gelöst sowie erkennbare Herde und anatomische Veränderungen der Organe beseitigt werden. In einem zweiten Schritte würde sich eine medikamentöse Therapie anschließen, um alle Endometrioseherde zum Eintrocknen zu bringen. Im Anschluss daran käme eine Sterilitätsbehandlung und gegebenenfalls eine nochmalige Operation in Betracht.

Dieses so genannte »Drei-Phasen-Konzept« hat sich bewährt. Während einer diagnostisch/operativen Bauchspiegelung oder im Rahmen eines Bauchschnittes werden alle erkennbare Herde beseitigt. Bei ausgedehntem Befall oder wenn bei Abschluss des operativen Eingriffes noch restliche Endometrioseherde vorhanden sind, schließt sich eine drei- bis sechsmonatige hormonelle Therapie an. Gelegentlich ist es sinnvoll, Endometrioseherde zu belassen, um dadurch die betroffenen Organe nicht zu verletzen bzw. deren Funktion zu erhalten. Insbesondere bei Befall der funktionell sehr empfindlichen Eileiter oder anderer wichtiger Strukturen kommen mikrochirurgischen Operationsverfahren und Rekonstruktionstechniken eine große Bedeutung zu. Zur medikamentösen Therapie gibt es kein starres Schema. Vielmehr erfolgt aufgrund der Wirksamkeit und Verträglichkeit der unterschiedlichen zur Verfügung stehenden Präparate eine individuelle Beratung der betroffenen Patientin, wobei Pro und Contra der möglichen Hormonpräparate erörtert werden. Häufig ist es sinnvoll, die Wahl des Medikamentes vom Profil seiner Neben- bzw. Partialwirkungen abhängig zu machen, um günstige Effekte auszunutzen und möglichst wenige ungünstige zu erhalten. Liegt ein sehr ausgeprägtes Stadium an Endometriose vor, sollte im Anschluss an die Hormonbehandlung als dritte Stufe eine nochmalige Bauchspiegelung oder je nach Situation ein Bauchschnitt erfolgen, um noch vorhandene Endometrioseherde zu entfernen. Auch dieser Schritt wird individuell mit der betroffenen Patientin erörtert.

Die Domäne der operativen Behandlung der Endometriose sind Endometrioseherde im Darm, in der Harnblase, in der Scheide, am Nabel, in Narben oder in anderen Organen, die nur durch eine Operation zu entfernen sind.

Die sog. »Schokoladenzysten« sind hormonell schwer behandelbar, allerdings erscheint eine alleinige Punktion und Drainage dieser Endometriosezysten nicht wirkungsvoll genug, um ein Rezidiv zu vermeiden. Daher sollten Endometriosezysten chirurgisch komplett entfernt werden. Anschließend sollte eine Hormonbehandlung erfolgen, um Rezidiven vorzubeugen.

Exkurs: Verstopfung (= Obstipation)

Da bei einem operativen Eingriff im Unterleib der Darm abgedrängt und ruhig gestellt werden muss (damit er sich nicht in das Operationsgebiet hineinbewegt), kann es nach dem Eingriff zu erschwertem Stuhlgang und Verstopfung kommen. Wenn im Darm keine Verengung und kein Darmverschluss vorliegen (beides sollte ausgeschlossen bzw. behandelt werden), können Emulgatoren, wie z.B. das Medikament *Movicol®*, eine deutliche Erleichterung bewirken. Anders als klassische Abführmittel wirken sie nicht auf die Darmwand, so dass kaum Darmkrämpfe resultieren. Der Darminhalt wird weicher, wodurch seine Passage erleichtert wird.

Eine reichliche Flüssigkeitszufuhr ist notwendig. Dieses Vorgehen kann auch eine Hilfe sein bei schmerzhaftem oder erschwertem Stuhlgang aufgrund eines Befalls der Darmwand durch Endometrioseherde.

2.5 Behandlung der Endometriose und Sterilität

Die Frage, inwieweit Endometriose als Ursache für eine Sterilität anzusehen ist, kann bisher noch nicht eindeutig beantwortet werden. Es liegen Studien mit unterschiedlichen Ergebnissen vor. Ebenso wird der Erfolg einer Endometriosetherapie im Hinblick auf das Eintreten einer Schwangerschaft unterschiedlich beurteilt. Wird eine Endometriosepatientin trotz regelmäßigen Geschlechtsverkehrs an fruchtbaren Tagen nicht schwanger, darf nicht auf eine sorgfältige und umfassende Sterilitätsdiagnostik verzichtet werden, obwohl bekannt ist, dass Endometriose auf verschiedene Weise die Fruchtbarkeit (= Fertilität) beeinträchtigen kann. Es ist möglich, dass die vorgefundene Endometriose die Fruchtbarkeit nur unwesentlich tangiert, während andere, bedeutende Sterilitätsfaktoren vorliegen.
Unter anderem sollte stets auch die Fertilität des Partners geprüft werden. Einer Untersuchung zufolge wurden nur bei 12 Prozent der Endometriosepatientinnen keine anderen Sterilitätsfaktoren gefunden.
Während bei starkem Endometriosebefall mit ausgedehnten Verwachsungen und zahlreichen Endometriosezysten eine operative Therapie (gegebenenfalls nach medikamentöser Vorbehandlung gemäß des oben genannten 3-Phasen-Konzeptes) einen hohen Stellenwert hat, wird dies bei einem minimalen oder geringen Befund zurückhaltender beurteilt.
Nach der Diagnosesicherung der Endometriose mittels Bauchspiegelung und nach sorgfältiger Sterilitätsdiagnostik empfiehlt es sich, Endometriosepatientinnen mit aktuellem Kinderwunsch zwei

Gruppen zuzuordnen. Das entscheidende Kriterium sind zusätzliche Sterilitätsfaktoren, die entweder vorhanden sind oder ausgeschlossen werden können.

Sind zusätzliche Sterilitätsfaktoren vorhanden, sollte eine Patientin mit Endometriose zuerst eine endometriose-spezifische Behandlung erhalten. Diese muss individuell gestaltet werden und sich an den Möglichkeiten einer operativen und medikamentösen Behandlung ausrichten.

Nach erfolgter Behandlung der Endometriose wird über neun bis zwölf Zyklen eine konsequente Sterilitätsbehandlung durchgeführt. Dabei kommen verschiedene Behandlungsmöglichkeiten in Betracht. Eine Eireifungsbehandlung kann über einen Zeitraum von drei bis sechs Monaten mittels der Verabreichung von 100 mg Clomiphen *(Dyneric®)* täglich zwischen den Tagen 5 und 9 des Menstruationszyklus durchgeführt werden. Führt dies nicht zum Erfolg oder liegt eine mittelgradige bis schwere Form der Endometriose vor, ist eine HMG/HCG-Stimulationstherapie am ehesten unter Unterdrückung der eigenen Hormonachse mit oder ohne In-vitro-Fertilisation (künstlicher Befruchtung) sinnvoll.

Ob die Dauer der Unterdrückung der eigenen Hormonproduktion einen Einfluss auf die Erfolgsaussichten hat, kann noch nicht eindeutig beurteilt werden. Untersuchungen ergaben höhere Schwangerschaftsraten bei Endometriosepatientinnen nach einer mindestens dreimonatigen Behandlung mit GnRH-Agonisten vor Durchführung der Stimulation im Rahmen einer IVF.

Liegen hingegen keine weiteren Sterilitätsfaktoren vor, sollte nach der operativen Therapie der Endometriose über neun bis zwölf Monate eine konsequente Zyklusüberwachung und gegebenenfalls Zyklusoptimierung erfolgen. Führt dieses Vorgehen nicht zu einer Schwangerschaft, ist je nach Aktivität und hormoneller Empfänglichkeit der Endometrioseherde eine sechsmonatige medikamentöse Therapie der Endometriose sinnvoll, gefolgt von einer nochmaligen Zyklusüberwachung bzw. -optimierung. Im Anschluss daran kann eine nochmalige Bauchspiegelung erwogen werden, um ein Endometrioserezidiv zu erkennen oder auszuschließen.

3 Phytotherapie

3.1 Allgemeines

Die Anwendung von Pflanzen zu Behandlungszwecken ist in der traditionellen Volksheilkunde stark verwurzelt. Viele ihrer Angaben beruhen auf sehr wertvollen Erfahrungen; andere jedoch halten einer kritischen Überprüfung mit heutigem Wissen nicht stand. Die Erforschung von Inhaltsstoffen, ihre Wirkungen sowie die exakte Definition der Anwendung (= klinische Indikation) sind zentrale Bestandteile der modernen wissenschaftlichen Phytotherapie. Je nach Anwendung und Pflanze sind verschiedene Darreichungs- und Zubereitungsformen zu beachten: Frischpflanzenzubereitungen (Presssäfte, Destillate sowie alkohol-wässrige oder ölige Auszüge), Teezubereitungen (Aufguss, Abkochung, Kaltansatz, tassenfertige Instanttees und Filterbeuteltee), flüssige Auszüge aus getrockneten Pflanzen (z.B. »Tropfen« oder Tinkturen), zähflüssige Extrakte bzw. Dickextrakte und trockene Darreichungsformen (z.B. Granulate, Tabletten oder Dragees). Für viele Indikationen stehen heute standardisierte Fertigarzneimittel mit exakter Konzentration der Inhaltsstoffe zur Verfügung, die jeweils unter verschiedenen Namen und mit einem Beipackzettel versehen in Apotheken erhältlich sind. Ausschließlich dort werden Pflanzen und Pflanzenteile, die in Arzneibuchqualität verarbeitet wurden, mit einer kompetenten Beratung abgegeben, wodurch eine hohe Wirksamkeit erzielt werden kann.

Spezifische Endometriosetherapie: Wissenschaftliche Untersuchungen (im Sinne der modernen Phytotherapie) zur Behandlung der Endometriose mit Arzneipflanzen fehlen. Inwieweit eine direkte Beeinflussung der Endometriose durch Arzneipflanzen möglich ist, kann somit zur Zeit nicht umfassend beantwortet werden. Allerdings werden hierbei immer wieder die Mistel als eine Arzneipflanze mit Hemmwirkung auf das Gewebewachstum sowie die Ringelblume aufgrund ihrer entzündungshemmenden und wundheilenden Eigenschaften genannt. Mistel wird als Kaltansatz und Ringelblume als Aufguss zubereitet.

Betrachtet man die vielfältigen Symptome und Beschwerden, die mit der Endometriose bzw. deren etablierter Therapie verbunden sind, bietet die Phytotherapie allerdings eine Reihe wirkungsvoller Behandlungsmöglichkeiten.

Zubereitung von Arzneitees: Geben Sie einen Esslöffel der Arzneipflanzen (Kraut, Blüten usw.) zu gleichen Teilen auf eine Tasse heißes Wasser (fünf Minuten ziehen lassen) und trinken Sie davon täglich drei Tassen zwischen den Mahlzeiten. Für ein Sitzbad benötigen Sie zu gleichen Teilen eine Handvoll (= fünf Esslöffel), gegebenenfalls drei Tassen Tee auf ein Sitzbad.

3.2 Symptomatische Therapiemöglichkeiten bei Endometriose

Die Behandlung *akut auftretender Schmerzen* ist umso effektiver, je eher Sie mit der Einnahme der pflanzlichen Arznei beginnen. Wenn nicht anders beschrieben, wenden Sie ein pflanzliches Schmerzmittel während einiger Tage an (schmerzhafte Periodenblutung), ansonsten auch längere Zeit (Rückenschmerzen, Unterbauchschmerzen), da keine schädigenden Nebenwirkungen auftreten. Eine Kombination mit chemisch-synthetischen

Schmerzmitteln ist möglich, wobei solche Präparate erfahrungsge-
mäß eingespart werden können.
Zur Behandlung der *schmerzhaften Periodenblutung,* auch zur
längerfristigen Anwendung, ist das Gänsefingerkraut geeignet
(*Cefadian* 3 x 2 Tabl.), wenigstens über zwei bis drei Monats-
zyklen hinweg einnehmen. Unmittelbar vor Eintritt der Periodenblutung und den beginnenden Schmerzen können auch Sitzbäder
in warmem Wasser durchgeführt werden. Als Teezubereitung
kommt darüber hinaus auch der Schneeball in Betracht. Sowohl
als Teezubereitung als auch als Badezusatz können Sie folgende
Mischungen anwenden: a) Kamillenblüten, Frauenmantelkraut
und Schafgarbenkraut, b) Kamillenblüten, Melissenblätter, Schafgarbenblüten, Gänsefingerkraut und Fenchelfrüchte und c) Kamillenblüten, Frauenmantel, Lavendelblüten, Kümmelfrüchte.
Reiben Sie anschließend den Unterbauch mit Melissenöl (*Melis-
senöl-Wala*) ein. Anstelle des Sitzbades kann auch ein warmer
Heublumensack (*Florapress*) auf den Unterbauch gelegt werden.
Ebenso kann die schmerzhafte Periodenblutung längerfristig mit
Keuschlammfrüchten, = Mönchspfeffer (Vitex agnus castus), behandelt werden (*Agnucaston* 1 x 1 Tabl.; *Agnolyt* 1 x 40 Tropfen).
Ihre Wirkung ist zur längerfristigen nebenwirkungsfreien Behand-
lung eines unregelmäßigen Zyklus und des praemenstruellen
Syndroms (PMS) gut belegt. Viele dabei auftretende Beschwerden
wie z.B. allgemeines Unwohlsein, sich aufgedunsen Fühlen, ge-
schwollene Beine sowie Spannung und Schmerzen der Brüste,
Akne-ähnliche Hautentzündungen können mit dieser Arzneipflanze behandelt werden. Darüber hinaus gibt es Belege, wonach
Keuschlammfrüchte zur Behandlung bei unerfülltem Kinderwunsch mit Erfolg eingesetzt werden können.
Bei diffusen *Schmerzen im Unterbauch,* bei *Kreuzschmerzen* sowie bei *durch Verwachsungen bedingten Schmerzen* bewährt sich
die Weidenrinde (*Assalix* 2 x 2 Tabl.). Sie lindert Schmerzen, löst
Krämpfe und wirkt entzündungshemmend. Des weiteren kommen
Brennnesselkraut (*Rheumaless* 2 x 2 Kps.), Teufelskralle (*Doloteffin* 3 x 2 Tabl.) und Schafgarbenkraut/-blüten (als Teezubereitung
oder Sitzbad) in Betracht. Ein wirksames Kombinationspräparat

aus Eschenrinde, Echtem Goldrutenkraut und Pappelrinde ist
Phytodolor (3 x 20 Tropfen). Schließlich kann ein lokal aufgeleg-
ter Heublumensack (*Florapress*) hilfreich sein. Bei Verwachsungsbeschwerden können die genannten Arzneipflanzen zwar die
Schmerzen lindern, sie haben jedoch keinen direkten Einfluss auf
die Verwachsungen. *Gelenkschmerzen* können auch über längere
Zeit mit der Teufelskralle (*Doloteffin* 3 x 2 Tabl.) behandelt werden. Zur Unterstützung empfehlen sich Teil- oder Vollbäder mit
Eucalyptus- und Fichtennadelöl oder ca. 40 Grad warme Auflagen
mit Heublumen sowie anschließenden Einreibungen mit Beinwell-
Salbe (*Kytta-Salbe*) im Wechsel mit einer Einreibung, die einen
Extrakt aus Cayennepfefferfrüchten enthält (*Dolenon Linement*
2–3 x tgl.). Bei *Kopfschmerzen* kann ebenfalls die Weidenrinde
(*Assalix* 2 x 2 Tabl.) eingesetzt werden (auf die frühzeitige Einnahme achten). Als zusätzliche schmerzlindernde Maßnahme hat sich
das Einreiben von Stirn und Schläfe mit Pfefferminzöl (*Euminz
Lösung*) bewährt.
Gegen *Schmerzen beim Wasserlassen* lassen sich Extrakte aus Echtem Goldrutenkraut (*Cystinol long*, 3- bis 4-mal 1 Kps.) zur mehr-
wöchigen Behandlung einsetzen. Bei stärkeren Schmerzen und
Verkrampfungen beim Wasserlassen ist der Glockenbilsenkraut-
wurzelstock (*Olren N*, 3 x 1 Tabl.) angezeigt. *Schmerzen beim
Stuhlgang und Verstopfungen* machen eine Ernährungsumstellung
erforderlich; dazu gehören ballaststoffreiche Kost, ausreichendes
Trinken, Meiden von Süßigkeiten. Darüber hinaus können zer-
kleinerter Leinsamen (*Linusit*) oder Flohsamen (*Laxiplant soft*
Pulver oder *Pascomucil* Pulver) in Naturjoghurt hilfreich sein.
Eine weitere Therapiemöglichkeit stellt der *Schoenenberger Man-
na-Feigen- Sirup* dar. Wenn überhaupt, dann sollte auch auf
pflanzliche Abführmittel nur in Ausnahmefällen zurückgegriffen
werden. Daher sind Faulbaumrinde und Sennesblätter (*Heumann
Abführtee* oder *Solubilax N)* nur für eine kurzfristige Anwendung
geeignet.

Wechseljahrsbeschwerden: Die moderne Arzneipflanzenforschung
hat die Wirkung der Traubensilberkerze (Cimicifuga) bei seeli-

schen und körperlichen Beschwerden, die durch die Entfernung
der Eierstöcke oder als Nebenwirkung einer Hormontherapie entstehen und denen der Wechseljahre vergleichbar sind, erforscht
und wissenschaftlich belegt. Dabei werden standardisierte Ex-
traktpräparate eingesetzt (*Klimadynon* 2 x 1 Tabl.). Neuerdings
gibt es auch begründete Hinweise auf eine Osteoporose-Prophyla-
xe mit Cimicifuga.
Bei *depressiven Verstimmungen* können Johanniskrautpräparate
verwendet werden, deren Wirksamkeit bei leichten bis mittel-
schweren Depressionen belegt ist. Johanniskraut wirkt ausgleichend und hebt die Stimmung; bewährt hat sich die Einnahme
morgens und am frühen Nachmittag (*Esbericum* 2 x 1 Kps. oder
Helarium 425 2 x 1 Kps.). Speziell bei *Ein- und Durchschlafstö-
rungen* haben Arzneipflanzen von jeher eine große Bedeutung.
Neben Fertigpräparaten aus Baldrianwurzel (*Euvegal* abends
2 Drg. oder *Ivel* abends 2 Tabl.) stehen auch einzelne Teezubereitungen aus Baldrianwurzel, Hopfenzapfen oder Lavendelblüten
zur Verfügung. Des Weiteren können Mischungen aus Baldrianwurzel, Hopfenzapfen und Melissenblätter bzw. Passionsblumen-
kraut als Tee oder in Form von Badezusätzen verwendet werden.
Bei anhaltender Müdigkeit trotz ausreichendem Schlaf oder allge-
meiner Leistungsschwäche kann neben dem bereits genannten Johanniskraut auch Ginkgo biloba (*Gingopret* 3 x 20 Tropfen oder
Tebonin forte 3 x 1 Tabl.) eingesetzt werden. Hierbei ist die nied-
rigste, auf dem Beipackzettel des Arzneimittels angegebene Dosierung völlig ausreichend. Es steht also nicht die hervorragende
Wirkung der Durchblutungssteigerung von Ginkgo im Vordergrund, sondern die allgemein anregende und stimmungsaufhellen-
de Wirkung. Deshalb sollte Ginkgo nicht abends eingenommen
werden.
Steht bei Ihnen mehr die *allgemeine Leistungsschwäche* im Vordergrund, so bewährt sich die Ginsengwurzel. Sie gehört in der
chinesischen Medizin zu den wichtigsten Arzneimitteln zur Akti-
vierung der Lebensenergie. Extrakte der Ginsengwurzel (*Ardey-
aktiv* 3 x 1 Pastille) eignen sich zur Stärkung und Kräftigung bei
Müdigkeits- und Schwächegefühl sowie nachlassender Leistungs-

und Konzentrationsfähigkeit. Eine Anregung der sexuellen Aktivität wird diskutiert. Eine sehr ähnliche Wirkung hat die Taigawurzel (Eleutherococcus), zusätzlich wirkt sie abwehrstärkend (*Eleu-Kokk* 3 x 1 Drg.).
Wenn Beschwerden aufgrund der *Trockenheit der Scheide* bestehen, sind Sitzbäder mit einer Mischung aus Schafgarbenblüten und Taubnesselblüten einen Behandlungsversuch wert. *Akne und vergleichbare Hautentzündungen* können sowohl innerlich wie auch äußerlich mit Arzneipflanzen wie Sonnenhutkraut behandelt werden. Der Extrakt (*Echinacin* 3 x 20 Tropfen) sollte maximal zwei Wochen lang eingenommen werden, um danach eine ebenso lange Behandlungspause einzulegen; eine äußerliche Anwendung in Salbenform (*Echinacin*-Salbe) ist ebenfalls möglich. Eine längerfristige äußerliche Behandlung besteht aus Hamamelisrindenextrakt (*Hametum*-Extrakt), der mit Wasser verdünnt und mittels Wattebausch aufgetragen wird. Anschließend können Sie Mahonienrinde als Creme (*Rubisan*-Creme) leicht einmassieren. Auch den o.g. Keuschlammfrüchten wird eine Wirkung zugeschrieben.
Treten *nach einer Operation Wund- und Unterleibsschmerzen* auf, können die oben genannten pflanzlichen Schmerzmittel eingesetzt werden. Eine beginnende Adhäsionsstörung kann innerlich mit Wirkstoffen aus der Ananas behandelt werden (*Bromelain Pos*, 3 x 1 Tabl. oder *Phlogenzym* 3 x 1 Drg.). Die enthaltenen Enzyme wie das Bromelain wirken wundheilungsfördernd und entzündungswidrig. Insofern ist ein solches Präparat auch bei *Wundheilungsstörungen* angezeigt. Eine postoperative Behandlung zur Vermeidung von Wundinfektionen und zur beschleunigten Wundheilung, aber auch bei Heilungsstörungen kann mit Ringelblumenblüten, Kamillenblüten und Schachtelhalmkraut als Sitzbad bzw. Teilbad durchgeführt werden. Danach und vor allem bei Wundheilungsstörungen bewähren sich Salben mit Sonnenhutkraut (*Echinacin*-Salbe) auch in Kombination mit Hamamelisblätter (*Hametum*-Extrakt). Dieses Vorgehen ist auch bei Hämorrhoidalleiden sinnvoll.
Zur *Wund- und Narbenpflege* können Sie unmittelbar nach dem Fädenziehen beginnen und Johanniskrautöl (Rotöl) verwenden.

Bei überschießender Narbenbildung eignet sich das Wassernabel-
kraut. In der Apotheke wird hierzu die Urtinktur 5 %ig in eine
Salbengrundlage (z. b. Unguentum emulsificans aquosum DAB)
eingearbeitet. Eine weitere Möglichkeit stellt Ringelblumensalbe
(*Calendumed-Salbe*) dar.

4 Ernährungstherapie

Die Ernährungstherapie kann bei der Behandlung der Endometriose als ergänzende Therapie eingesetzt und durch die Betreuung von speziell ausgebildeten Ärzten (Zusatzbezeichnung: »Ernährungsbeauftragter Arzt« oder neuerdings »Ernährungsmedizin«) optimiert werden. Neben eingehenden körperlichen und laborchemischen Untersuchungen (z.B. Gesamteiweiß, Eiweißfraktionen, Aminosäuren, Entzündungszeichen, Nahrungsmittelallergene und Spurenelemente, die eine Wirkung auf das Immunsystem haben, wie Kupfer, Selen und Zink) beschreibt die Patientin in einem Ernährungsprotokoll, welche Mengen an Fett, tierischen Eiweißen, raffinierten Kohlenhydraten, zusätzlichem Zucker, Salz, Alkohol und Koffein sie täglich konsumiert.

Zur symptomatischen Behandlung der Endometriose (eine ursächliche Behandlung ist nicht bekannt) sind verschiedene Ansatzpunkte möglich. Bei der Endometriose werden bestimmte Botenstoffe wie Prostaglandine und Leukotrienen als Immunantwort auf lokale Entzündungsreaktionen gebildet, wobei die Arachidonsäure eine wesentliche Rolle spielt. In den Industrienationen werden mit der üblichen Kost etwa 300 mg Arachidonsäure pro Tag zugeführt. Hieraus resultieren ein 100-faches Überangebot an Arachidonsäure-Spendern und damit eine leichte auslösbare Ent-

zündungskaskade. Diese Stoffwechselvorgänge sind mitverant-
wortlich für die Schmerzentstehung. Eine Anhäufung von Arachidonsäure und ein Anstieg von Folgeprodukten (Eicosanoiden)
können durch eine adäquate Ernährungsumstellung vermieden
werden. Die entsprechenden Mechanismen (Stichpunkt: Eicosanoidbiosynthese) lassen sich durch die Aufnahme langkettiger Ome-
ga-3-Fettsäuren und eine Reduktion der Omega-6- sowie Omega-
9-Fettsäuren ernährungstherapeutisch günstig beeinflussen, wobei
eine Besserung erst nach vier bis acht Wochen und die maximale
Wirkung erst binnen sechs Monaten zu erwarten sind. Auf diese
Weise lässt sich bei Endometriose-Patientinnen eine deutliche Verbesserung ihrer Schmerz-Symptomatik erzielen. Eine Ernährungsumstellung sollte somit immer erwogen werden!
Als besonders wertvoll hat sich in diesem Zusammenhang die
reichliche Zufuhr von Fischöl erwiesen, wodurch sich u.a. nach
zwei Monaten eine deutliche Besserung der schmerzhaften Periodenblutung erreichen lässt. Zur Schmerzlinderung werden zwei
bis drei Fischmahlzeiten pro Woche und zusätzlich die dauerhafte
Einnahme von Fischölkapseln (3 x 500 mg pro Tag) empfohlen.
Darüber hinaus sind u.a. Sojaprodukte, grüne Blattgemüse wie
z.B. Spinat, Linsen und diverse Öle (Distel-, Raps-, Walnuss-,
Lein- und Sojabohnenöl) empfehlenswert, während Fleisch und
andere tierische Fette ungünstig sind.
Zusätzlich ist eine ausreichende Selen-Einnahme wichtig. Selen
wirkt entzündungshemmend und antioxidativ. Täglich sollten Sie
mindestens 100 bis 200 Mikrogramm Selen zu sich nehmen; in
akuten Phasen kann sich die Menge auf 200 bis 400 Mikrogramm
erhöhen. Quellen von Selen sind Getreidearten aus Nordamerika
(z.B. Manitoba), die blaugrüne Meeresalge, Vollkornreis, Tiefsee-
fisch und synthetische Präparate wie Natrium-Selenit. Neben der
Zufuhr von Vitamin C (500–1500 mg täglich, gegebenenfalls auch
das Doppelte) ist ferner eine Therapie mit Vitamin E sinnvoll, das
vor allem über Öle und Fette aufgenommen wird. Ähnlich wie Selen ist Vitamin E nicht nur in der Lage, freie Sauerstoffradikale zu
binden (die sowohl bei normalen als auch bei krankhaften Stoff-
wechselprozessen entstehen und zu Zelluntergängen führen), son-

dern auch Mechanismen der Schmerzentstehung zu hemmen. Außer in Vitaminkapseln finden Sie Vitamin E in Weizenkeimen, die als Ballaststoffe für Endometriosepatientinnen mit Verstopfungen besonders geeignet sind. Die empfohlene tägliche Einnahmemenge beträgt 350 mg; soll eine Verringerung der Immunreaktion erreicht werden, erhöht sich die Menge auf 800 mg täglich. Vitamin C regeneriert im Übrigen Vitamin E, wenn Vitamin E durch typische Schutzreaktionen in der Zellmembranen verbraucht worden ist.

Zur symptomatischen Therapie der schmerzhaften Regelblutung bietet sich ferner die Zufuhr von Magnesium an. Reich an Magnesium sind Weizenkeime, Haferflocken, Mais, Reis, Bananen und Grünkohl. Häufig muss Magnesium durch Tabletten zugeführt werden. Der tägliche Mindestbedarf liegt bei 10 mmol pro Tag.

Auch psychische Symptome wie Stimmungslabilität, Müdigkeit, Abgeschlagenheit und Libidoabnahme können durch eine konsequente antioxidative Therapie in der Praxis deutlich reduziert werden. Soweit die Patientin körperlich aktiv sein kann, empfiehlt sich eine Bewegungstherapie (Walking, Jogging etc). Hier werden über die Bewegungstherapie Botenstoffe (Endorphine) im Gehirn gebildet, die in dieser Situation sehr hilfreich sind. Viele psychische Symptome können durch pflanzenheilkundliche Therapien wie z.B. Johanniskraut und andere unterstützt werden.

Die Endometriose kann auch im Rahmen einer Fastentherapie günstig beeinflusst werden, dessen Prinzipien ein Instrument der klassischen Naturheilverfahren sind. Unter anderem kann Fasten binnen zwei Tagen zu einem deutlichen Abfall der Eicosanoidbiosynthese führen und damit die Schmerzentstehung hemmen. Für den Verlauf einer Fastentherapie ist es wichtig, dass der Stoffwechsel regelmäßig ärztlich kontrolliert wird, da insbesondere in der Anfangsphase Probleme, wie z.B. eine Übersäuerung des Körpers, auftreten können. Zur Verringerung einer Übersäuerung empfiehlt sich, dem Körper basenhaltige Produkte zuzuführen, z.B. das von der Industrie angebotene »Basen-Pulver« (Pascoe) oder das bekannte Natrium-Bicarbonat. Einfach ist die Aufnahme

durch so genannte »Basen-Suppen«, die aus Möhren, Sellerie oder
Kartoffeln hergestellt werden. Während einer Fastentherapie
sollte regelmäßig für eine gute Verdauung gesorgt werden. Traditi-
onell wird dabei auf Glaubersalz zurückgegriffen. Die Flüssigkeitsmenge während dieser Therapie beträgt je nach Herz-Kreis-
laufsituation zwischen zwei und fünf Liter und unterstützt die
Ausscheidung über den Darm. Nach einer Fastentherapie erfolgt
ein vorsichtiger Aufbau im Sinne einer bilanzierten Vollwertkost.

Da die Endometriose eine hormonabhängige Erkrankung ist und
die medikamentöse Hemmung der Östrogenbildung mittels
GnRH-Analoga ein wesentliches therapeutisches Prinzip darstellt,
erscheinen auch die ernährungsmedizinischen Beeinflussungsmög-
lichkeiten des Östrogenstoffwechsels erwähnenswert. Während
Alkohol den Östrogenspiegel im Blut steigert, führt eine ballaststoffreiche Ernährung zu einer vermehrten Ausscheidung der Östrogene mit dem Stuhl und zu niedrigen Östrogenspiegel im Blut.
Isoflavonoide und Ligane sind Nährstoffe mit einer östrogenähnli-
chen Wirkung (Phytoöstrogene), besitzen jedoch nur etwa 0,1 %
der biologischen Aktivität des wichtigsten körpereigenen Östro-
gens (Östradiol). Je nachdem wie hoch die körpereigene Östrogenkonzentration ist, können sie sowohl östrogenähnlich als auch
anti-östrogen wirken. Bei Frauen unter einer GnRH-Analoga-Therapie, die kaum mehr körpereigene Östrogene bilden, können sie
im Sinne der »Add-back«-Therapie dazu beitragen, die aufgrund
des Hormonentzuges bestehenden Nebenwirkungen dieser Therapie zu lindern. Bei Frauen mit einer normalen Östrogenbildung
hingegen können sie wegen ihrer deutlich schwächeren Aktivität
die Wirkung der körpereigenen Östrogene vermindern. Isoflavonoide befinden sich besonders in Sojabohnen; reich an Ligane sind
Leinsamen, Hafer- und Weizenkleie, Roggenvollkorn, Raps, Gemüse und Früchte.

Auch die *Einflussnahme auf Nebenwirkungen der hormonellen
Endometriose-Therapie* ist mit ernährungsmedizinischen Maßnahmen möglich. Zur Vorbeugung einer Osteoporose sollten Le-

bensmittel verzehrt werden, die reich an Vitamin D und Kalzium sind. Einen hohen Vitamin-D-Anteilen weisen Fisch, Butter, Käse, Milch und Margarine auf, wobei fettreduzierte Milchprodukte zu bevorzugen sind. Reich an Kalzium sind Käse, Milch, Joghurt, Quark, Leinsamen, Mohn, Sesam und verschiedene Gewürze. Reduzieren sollten Sie Nahrungsmittel mit hohem Oxalsäure- bzw. Phosphat-Anteil (Kaffee, Mangold, Rhabarber, Spinat, Fleisch, Bohnen, Nüsse und Schokolade), da diese die Kalziumaufnahme vermindern. Von großer Bedeutung ist, auf das Rauchen zu verzichten. Wer unter Hitzewallungen und dergleichen leidet, sollte auf eine hohe Nährstoffdichte (reich an Vitaminen und Spurenelementen, Vollkornprodukte) achten und Zurückhaltung bei Kaffee, Alkohol, Zucker und Salz üben.

Bei Schlafstörungen empfiehlt sich, nach 18 Uhr nichts Schwerverdauliches und Fettreiches zu verzehren. Magnesium (300 mg) wirkt leicht entspannend. Oftmals hilft auch ein Glas Milch mit etwas Honig.

Akne kann durch eine konsequente Vollwertnahrung verbessert werden. Verzichten Sie auf fettreiche Speisen, Zucker, scharfe Gewürze und Alkohol zugunsten von frischem Obst und Gemüse. Besonders empfehlenswert sind Möhren(saft) und Weizenkeime.

Bei unter der Therapie gelegentlich auftretenden Kopf- und/oder Gelenkschmerzen kann auf die o.g. ernährungstherapeutischen Einflussmöglichkeiten der Schmerzentstehung zurückgegriffen werden.

Zur Therapie einer länger anhaltenden *Darmträgheit nach operativen Eingriffen* haben sich Flohsamenschalen (z.B. Psyllium) bewährt, da sie sehr quellaktiv sind und mehr als das fünffache des Eigenvolumens an Flüssigkeitsmenge speichern. Durch diesen Effekt wird die Darmpassage verbessert und die Konsistenz des Kotes weicher. Hierbei ist wichtig, dass mindestens zwei Liter Flüssigkeit getrunken werden. Zur Verbesserung der Darmtätigkeit können Sie unmittelbar nach einer Operation auf Pflanzenheilmittel zurückgreifen, wie z.B. auf Iberis amara (der Bauernsenf), das in phytotherapeutischen Kombinationspräparaten (z.B.

Iberogast) enthalten ist. Kümmel und Fenchel wirken verdauungs-
fördernd. Während kurzfristig eine Therapie auch mit Lactulose
möglich ist, sind langfristig Ballaststoffe und sekundäre Pflanzen-
schutzstoffe (Leinsamen, Flohsamenschalen etc.) wesentlich sinnvoller.
Sauermilchprodukte wie Buttermilch, eine mögliche Alternative
zu Lactulose, sind aufgrund ihrer probiotischen Funktionen und
damit regulatorischen Wirkung auf das Immunsystem grundsätzlich sinnvoll, sollten jedoch unmittelbar nach einer Operation vermieden werden. Auf stopfende Nahrungsmittel (Kakao, gerbsäu-
rereiche Tees, Käse, Rotwein, Weißmehlprodukte) sollte ebenfalls
verzichtet werden.

*Für eine standardisierte Ernährungstherapie gelten folgende
Grundsätze:*
• Limitierung der täglichen Nahrungsmittel in den Mahlzeiten
• Hohe Dichte an wertvollen Nahrungsinhaltsstoffen, die lebens-
  notwendig sind (z. B. essenzielle Fettsäuren, Vitaminen, Spuren-
  elemente etc.)
• Vollwertige Lebensmittel mit hoher Nahrungsdichte
• Hoher Anteil von naturbelassenen Lebensmitteln
• Reduktion von Fett und Auswahl besonderer (essenzieller!)
  Fette
• Deckung des täglichen nur notwendigen (!) Eiweißbedarfes
• Bevorzugte Proteine aus Vegetabilen, Milch, Quark, Käse und
  gelegentlich Soja
• Reduktion von Fleisch und Fleischwaren (Wurst!)
• Mehr Küchenkräuter in der Anwendung, Verzicht auf Kochsalz
  (nicht zusätzlich salzen!)
• Werterhaltende Zubereitung beim Kochen (»nicht zerkochen!«)
• Einfache Mahlzeiten-Ideen für einfache Mahlzeitenkompositio-
  nen
• Lebensmittel aus ökologischem Anbau!

5 Physiotherapie

Die Physiotherapie wird auch als physikalische Therapie bezeichnet. Sie dient der allgemeinen Anregung körperlicher Funktionen, wird aber auch für die gezielte Behandlung gestörter physiologischer Funktionen eingesetzt. Sie setzt physikalische, zumeist naturgegebene Mittel ein wie z.b. Wasser, Wärme und Kälte, Licht, Heilquellen, Elektrizität, Luft und statisch-mechanische Maßnahmen mit dynamischen Kräften (z.B. Massage, Gymnastik). Die Wirkungen werden zumeist auf indirektem, gelegentlich aber auch direktem Wege erreicht. Dazu ist es wichtig, die Zonen an der Körperoberfläche zu kennen, von denen aus bestimmte Regionen und Organe im Körperinneren beeinflusst werden können (sog. »Head'sche Zonen«).

Da Zusatz- bzw. Inhaltsstoffe der Anwendungsmittel auch chemische (z.B. hormonähnliche) Wirkungen haben können, ist dies beim Einsatz des jeweiligen Verfahrens besonders zu beachten.

Eine auf den Ursprung der Endometriose einwirkende Physiotherapie gibt es nicht. Dafür können aber zahlreiche Begleiterscheinungen und Folgezustände der Endometriose durch physikalische Therapiemaßnahmen gelindert und gebessert werden. Das trifft besonders zu, wenn durch endometriotische Veränderungen Funktionsabläufe in den Genitalorganen, dem Darmverlauf oder den Harnwegen gestört sind.

In vielen Fällen wird es der Erfahrung und der guten Beobach-
tungsgabe der Therapeutin bzw. des Therapeuten, aber auch einer
intensiven Selbstbeobachtung der erkrankten Frauen überlassen
sein, zu beurteilen, ob eine physikalische Maßnahme hilfreich
oder gar schädlich ist.

5.1 Beschreibung der Anwendungsverfahren

In der Folge werden die einzelnen Methoden kurz beschrieben
und ihre Indikationen bzw. Kontraindikationen (Umstand, der die
Anwendung einer Maßnahme verbietet) geschildert . Zur Vertie-
fung des Wissens dient eine Literaturauswahl am Ende des Buches.

Bindegewebsmassage (BGM) ist eine Reflexzonenbehandlung, bei
der starke Druck- und Zugreize auf das Bindegewebe ausgeübt
werden. Innere Organe werden indirekt oder reflektorisch günstig
beeinflusst. Lokale Verspannungen, Verquellungen und Verhärtungen können gelöst werden. Außer bei Erkrankungen der weiblichen Geschlechtsorgane und der innerer Organe, wird sie auch
bei Migräne, Asthma bronchiale (hier sind jedoch bestimmte Zonen von der Behandlung ausgeschlossen), Verstopfung und Durchblutungsstörungen angewandt. Kontraindiziert sind Schwangerschaft, akute Entzündungen und Herzerkrankungen. Zu empfehlen ist es, die Bindegewebsmassage zwei- bis dreimal wöchentlich zu verabreichen und sich dabei auf den Grundaufbau sowie
die erste Aufbaufolge zu beschränken.

Die *Kolonmassage* (Kolon = Teil des Dickdarms) wird bei Verdau-
ungsproblemen (z. B. Verstopfung und Blähungen) angewandt. Bei
Verstopfungen kann man dadurch auf Abführmittel, die den
Darm träge machen können, verzichten. Die Therapie besteht aus
einer Schub- und Zugtechnik, bei der jeder von fünf feststehenden

Punkten am Bauch über einen Zeitraum von fünf Minuten im Atemrhythmus bearbeitet wird. Kontraindiziert sind akute entzündliche Reizzustände, Arteriosklerose, Erkrankungen der Bauchschlagader, Thrombosen und Schwangerschaften. 10–14 Tage nach einer Operation kann mit der Kolonmassage begonnen werden, wobei die Art des Eingriffes berücksichtigt werden muss (angepasste Behandlung). Es ist praktikabel, mit drei Anwendungen wöchentlich zu beginnen, danach je nach Bedarf. Eine einzelne Behandlung dauert ca. 15 Minuten.

Bei der *Interferenztherapie*, einer Form der *Elektrotherapie*, werden über vier auf die Haut aufgebrachte Elektroden im Körpergewebe Wechselströme mit niedriger Frequenz erzeugt. Sie wird bei Verstopfung und Schmerzen eingesetzt. Bei starken Verstopfungen wird die Interferenztherapie zunächst täglich und im weiteren Verlauf zwei- bis dreimal wöchentlich angewandt. Die Therapie dauert ca. 10 bis 15 Minuten. Kontraindikationen sind keine bekannt.

Die *Transkutane Elektrische Nervenstimulation (TENS)* ist eine akute Schmerzbehandlung mittels Strom. Über Elektroden auf der Haut kann die Patientin die Stromstärke entsprechend der Schmerzstärke selbst regulieren. Das Gerät ist transportabel und kann in einer Tasche mitgeführt werden, weshalb die TENS mehrmals täglich und selbstständig appliziert werden kann. Nach ärztlicher Verordnung wird ein solches Gerät leihweise zur Verfügung gestellt. Die Kosten übernehmen die Krankenkassen. Die Anwendung sollte eine Therapiezeit von 15 Minuten nicht überschreiten. Kontraindiziert sind implantierte Herzschrittmacher, Herzrhythmusstörungen und Metallimplantate.

Bei der *Ultraschalltherapie* werden durch einen Schallkopf Schwingungen von rund 800 kHz in den Körper übertragen, wodurch es zu einer Mikrovibrationsmassage und dadurch zu einer Wärmeerzeugung im Körper kommt. Eingesetzt werden kann diese Therapie bei Verstopfungen, Verwachsungsbeschwerden,

Schmerzzuständen, Durchblutungsstörungen und Muskelverspannungen sowie zur Narbenbehandlung. Nicht angewendet werden darf Ultraschall bei Patientinnen mit bösartigen Tumoren,
Herzschrittmacher, Blutungsneigung, Arteriosklerose und einer
Schwangerschaft sowie bei Erkrankungen, die von einer Wärme-
therapie ausgeschlossen sind (akute Infektionen und Thrombophlebitis). Organe und Regionen, die grundsätzlich bei der Ultraschalltherapie ausgeschlossen werden, sind Gehirn, Rückenmark
und das Herz. Bei problemloser Wundheilung kann mit dem Ultraschall zwei Wochen nach einem operativen Eingriff begonnen
werden. Bei der Behandlung, die ca. zehn Minuten dauert, sollte
die Dosierung 0,8 W/cm² nicht überschreiten.

Die *Heiße Rolle* sind drei eng ineinander trichter- bzw. zylinder-
förmig gewickelte Frotteetücher. Sie werden mit kochendem Wasser gefüllt und über die Haut gerollt. Die so erzielte lokale Mehrdurchblutung des jeweiligen Hautabschnittes führt zu einer reflek-
torischen Wirkung in denjenigen inneren Organen, die diesen
Hautzonen (Head'schen Zonen) zugeordnet werden. Einsatzmög-
lichkeiten sind akute Schmerzzustände, Verstopfungen und Mens-
truationsbeschwerden. Sie dient zur Entspannung und als Vorbe-
reitung für eventuell folgende Therapien. Die Heiße Rolle ist sehr
einfach anzuwenden und kann auch gut Zuhause z.B. vom Partner verabreicht werden. Die Anwendung dauert ca. 15 Minuten.
Bezogen auf den entsprechenden Hautbereich sind akute Herzerkrankungen, schwere Herzinsuffizienz, Hypertonie, Entzündungen, rheumatische Erkrankungen im akuten Stadium, Fieber, ein
nicht intaktes Lymphsystem, Schwangerschaften sowie Blutungen
und Geschwüre im Magen-Darmbereich kontraindiziert.

Heilerde (ebenso Lehm, Ton und andere Erden) wirkt aufsaugend
und entzündungshemmend. Bei Fieber und Entzündungen entzieht
sie Wärme. Verantwortlich dafür sind anorganische Mineralstoffe
und Spurenelemente, vor allem Kieselsäure. Für die Behandlung
entzündlicher Wunden oder Akne wird die Heilerde mit kaltem
Wasser angerührt, aufgetragen und nach 15 Minuten mit kaltem

Wasser wieder entfernt. Kontraindikationen sind keine bekannt. Heilerde bekommen Sie in der Apotheke und können sie wie auf der Verpackung angegeben zubereiten.

Kneipp-Therapie: Der Priester und Laienbehandler Sebastian Kneipp strebte mit seiner Behandlung an, den Organismus zu stärken und abzuhärten, indem er den Körper verschiedenen Temperaturreizen aussetzte. Allgemeine Kontraindikationen sind in der Kneipp-Therapie infektiöse Erkrankungen, dekompensierte Herzfehler, entzündliche Herz- und Venenerkrankungen sowie akute Entzündungen im Genitalbereich. Pfarrer Kneipp legte sehr viel Wert darauf, dass keine kalten Reize auf einen kalten Körper appliziert werden.

Wechselarm- und -fußbäder regen den Kreislauf an. Ein Wechselbad dauert ca. zehn Minuten, wobei in dieser Zeit dreimal zwischen zwei Becken mit ca. 15 °C kaltem bzw. ca. 39 °C warmem Wasser gewechselt wird (drei Minuten warm und 20 Sekunden kalt). Aufhören sollten Sie immer mit dem kalten Wasser. Wichtig ist, dass Sie sich anschließend bewegen. Gleichzeitig trainiert diese Anwendung die Gefäße und fördert die Durchblutung (u. a. auch die der Schleimhäute).

Ansteigende Arm- und Fußbäder nach Hauff haben eine sehr beruhigende, durchblutungsfördernde und eine schonend gefäßerweiternde Wirkung auf den Körper, weshalb sie am besten abends stattfinden sollten. Hierbei wird in einem Becken Wasser von ca. 35 °C eingefüllt und langsam durch zulaufendes heißes Wasser auf ca. 40 °C erwärmt. Ist die Temperatur erreicht, können Sie noch fünf Minuten im Wasser bleiben. Nicht anwenden sollten Sie die ansteigenden Bäder bei Krampfadern.

Güsse werden als kalte Knie-, Schenkel-, Arm-, Gesichts-, Rücken- oder Vollgüsse eingesetzt. Sie regen den Kreislauf und eine Mehrdurchblutung in verschiedenen Körperregionen an, fördern die Stoffwechseltätigkeit und dienen zur Abhärtung. Indiziert sind Güsse bei Krampfadern, Kreislaufproblemen, Kopfschmerzen, Migräne, Durchblutungsstörungen sowie zur Anregung der Herz- und Atemtätigkeit. Güsse dürfen nicht angewandt werden bei Herzinsuffizienz, akuten Entzündungen und Infektionen, kalten Körperteilen vor dem Guss, Schwächezuständen und Arteriosklerose. Kalte Güsse eignen sich bestens als Abschluss der morgendlichen Dusche.

Die *Massage* hat eine vielfältige Wirkung, die zu unterschiedlichen medizinischen Aufgaben genutzt wird. Sie steigert z.B. die örtliche Durchblutung (sowohl an der Oberfläche als auch in tiefen Gewebsschichten) um bis zu 500% der Normaldurchblutung, reguliert den Muskeltonus (verspannte Muskeln werden entspannt, schlaffe Muskeln tonisiert), führt zur schnellen Erholung ermüdeter und erschöpfter Muskulatur und löst Vernarbungen sowie Gewebsverklebungen, insbesondere nach Verletzungen und langer Ruhestellung. Die Massage kann durch spezielle Grifftechniken über die Haut, Unterhaut und Muskulatur funktionelle Störungen innerer Organe günstig beeinflussen, wobei Reflexvorgänge des neuro-vegetativen Nervensystems genutzt werden. Massage bewirkt eine psychische Entspannung und seelische Ausgeglichenheit. Kontraindiziert sind fiebrige, grippale Infekte, Gürtelrose und weitere ansteckende Krankheiten.

Fango besteht aus anorganischer Vulkanasche und wird mit Paraffin gemischt, um es geschmeidig zu machen. Mit einer Temperatur von ca. 48° C bis 53° C wird es direkt auf den Körper aufgebracht. Packungen mit Fango und Moor wirken durchblutungsfördernd und schmerzlindernd. Fangopackungen erhalten Sie in der Apotheke als Einmalpackung, welche sie Zuhause im Backofen erwärmen und 20 bis 30 Minuten auf die schmerzhafte Stelle applizieren können. Bei akuten Entzündungen sollte diese Therapie nicht durchgeführt werden.

Moor besteht aus organischen, pflanzlichen Stoffen, die zum Teil über die Haut in den Körper aufgenommen werden. Es kann als Moorbreipackung, als Scheideneinlage oder als Bad (Teil- oder Vollbad) eingesetzt werden. Moor besitzt eine sehr gute Wärmeverträglichkeit, so dass längere Anwendungszeiten möglich sind.

Bei den Teilbädern und insbesondere bei den Moorvollbädern ist die Kreislaufbelastung zu beachten. Daher wird eine langsame Steigerung in der Anwendungszeit und der Temperatur erforderlich. Bei den Packungen sind ähnliche Temperaturen und Zeiten wie bei den Fangopackungen möglich. Da es Endometrioseformen gibt, die hormonabhängig sind und durch eine Zufuhr von Östrogenen aktiviert werden können, ist vor dem Einsatz von Moorbädern in der Endometriose-Begleitbehandlung wichtig zu wissen, ob bei der Operation der Endometriose eine Rezeptorbestimmung im entfernten Gewebe durchgeführt worden ist. Eine vollständige Kontraindikation für Endometriose bei der Moortherapie ist nicht gerechtfertigt. Wirksam ist die Moortherapie insbesondere zur Vermeidung von Verwachsungen nach schwierigen Operationen und zur Reduktion von Entzündungsfolgezuständen. Eine Moorbehandlung sollte nicht bei schwerem Bluthochdruck, entzündlichen Herz- und Venenerkrankungen, Tuberkulose, akuten Blutungen und während einer Schwangerschaft durchgeführt werden. In akuten Entzündungszuständen im Genitalbereich sollte sie gegebenenfalls nur kalt zur Anwendung kommen.

Ein *Sauna-Besuch* ist eine entspannende und durchblutungsanregende Anwendung in heißer und trockener Luft zwischen 65 °C und 100 °C. Durch den Flüssigkeitsverlust über die Haut wird diese gereinigt. Die ersten Saunagänge sollten nicht länger als 10 bis 15 Minuten dauern. Beginnen Sie mit zwei bis drei Durchgängen und planen Sie viel Ruhezeiten ein.

Touch for Health (TfH) macht sich die Kenntnisse der *Kinesiologie* zunutze, um Blockierungen in den Meridianen (Energiebahnen) zu lösen bzw. auszugleichen. Körpereigene Heilungskräfte werden aktiviert und vom Körper zur Unterstützung oder Erhaltung der Gesundheit eingesetzt. Der amerikanische Chiropraktiker Dr. George Goodheart entwickelte die Kinesiologie Anfang der 1960er Jahre. TfH kann sowohl zur Diagnostik als auch zur Therapie genutzt werden. TfH wirkt schmerzlindernd, beruhigend, entspannend und Stress abbauend. Mit der Kinesiologie

können psychosomatische Zusammenhänge erkannt, Nahrungsmittel auf ihre Verträglichkeit getestet, Muskeldysbalancen ausgeglichen, nicht verarbeitete Erlebnisse bewusst gemacht, das innere
und äußere Gleichgewicht ausgeglichen und Narben entstört werden. Kinesiologie bzw. TfH wird von Ärzten, Heilpraktikern, Physiotherapeuten und Masseuren angewandt. Entsprechende Thera-
peutenlisten erhalten Sie über das Institut für Angewandte Kinesiologie GmbH (siehe Anhang). Kontraindiziert sind Psychosen.

Tabelle 3: Wirk- und Anwendungsformen von Badezusätzen

Wirkstoff	Wirkung bzw. Anwendung
Arnica	wirkt schmerzlindernd und resorptionsför-dernd; Anwendung bei Schmerzen, Verletzun-gen, Hämatomen und Überlastungssyndromen
Baldrian	wirkt beruhigend; Anwendung bei Schlafstö-rungen, Nervosität und vegetativer Labilität (beste Wirkung kurz vor dem Zu-Bett-Gehen)
Fichtennadel	wirkt beruhigend und durchblutungsfördernd; Vorsicht bei Allergien gegen Fichtennadel
Kamille	fördert die Granulation bei schlecht heilenden Wunden und wirkt entzündungshemmend (es muss nicht immer ein Teil- oder Vollbad sein, oft reichen Umschläge, die mehrmals täglich gewechselt werden können); Vorsicht bei einer Allergie gegen Kamille
Kleie bzw. Weizenkleie	stillt Juckreiz und fördert die Heilungstendenz bei Wunden
Melisse	wirkt krampflösend, blutdrucksenkend und beruhigend; Anwendung bei Nervosität, Schlafstörungen und Wechseljahrsbeschwer-den; Kontraindikationen sind Bluthochdruck und Regulationsstörungen

Zusatzbäder sind Teil- oder Vollbäder, denen zu therapeutischen Zwecken verschiedene Wirkstoffe zugesetzt sind, wodurch eine spezielle Wirkung erzielt wird, die vom jeweiligen Wirkstoff abhängt (siehe Tabelle 3). Neben den speziellen Kontraindikationen der einzelnen Wirkstoffe gibt es folgende allgemeine zu beachten: dekompensierter Kreislauf, akute Herzentzündungen, pulmonale Hypertonie, Lungenstauungen, Thrombophlebitis, Aneurysma, Emboliegefahr, akute Entzündungen im Genitalbereich (hier nur kalte Applikationen wählen), Gravidität, unklare Ovarialtumoren und akute Blutungsstörungen. Die Zusätze sind in der Apotheke oder in der Drogerie erhältlich. In den Produktbeschreibungen finden Sie Angaben zur Herstellung und Dauer der einzelnen Bäder.

Da das *Kohlendioxid-Bad* als CO_2-Trockenbad verabreicht werden kann, fallen wassertypische Begleiterscheinungen weg (Aufweichung der Narbe oder Wunde durch das Wasser und Belastung des Körpers durch den Wasserdruck). Die Wirkung ist resorptionsfördernd, entzündungshemmend, blutdrucksenkend und hilfreich bei der Ausschwemmung von Ödemen. Dieses Bad sollte nicht angewendet werden bei Klaustrophobien, bekannten Herzerkrankungen, Bluthochdruck und Arteriosklerose. CO_2-Bäder finden Sie nur noch in Rehabilitationskliniken.

Solebäder können Sie selbst zubereiten, indem Sie dem Badewasser Kochsalz oder kochsalzhaltige Lösung zugeben, die preisgünstig in jeder Apotheke erhältlich sind. Die Anwendungsmenge ist je nach Packung verschieden. Die Badedauer sollte zwischen 20–30 Minuten bei einer Temperatur um die 38 °C liegen. Eine Nachruhezeit von einer halben Stunde sollte unbedingt eingehalten werden. Spülen Sie die Sole nach dem Baden nicht ab, sondern lassen Sie sie einwirken. Solebädern bewirken eine verbesserte Hautdurchblutung und Abwehrkraft, eine Umstimmung des vegetativen Nervensystems und eine Desensibilisierung gegen Überempfindlichkeitsreaktionen (Allergien). Nicht verabreicht werden sollten Solebäder bei offenen Wunden und nässenden Hauterkrankungen.

5.2 Behandlungsmöglichkeiten der Beschwerden

Ein physiotherapeutisches Behandlungsverfahren, das die Endometriose heilen oder deren Wiederauftreten verhindern könnte, ist nicht bekannt. Dagegen lassen sich viele der Beschwerden lindern, die auf die Endometriose selbst oder deren operative bzw. medikamentöse Therapie zurückgeführt werden. Daher ist die Physiotherapie ein wichtiger Therapiebaustein zur Behandlung der Endometriose.

Bei der *schmerzhaften Regelblutung* oder diffusen *Schmerzen im kleinen Becken* und im Unterleib helfen Heiße Rollen, Moor- oder Fangopackungen und Interferenzstrom-Anwendungen im Lendenwirbelsäulenbereich. Zusätzlich kann schon ca. 14 Tage vor der Menstruation mit der Bindegewebsmassage begonnen werden. Günstig hierfür sind der Grundaufbau und die erste Aufbaufolge. Der Entspannung dienen auch Zusatzbäder mit Arnica, Baldrian und Melisse.
Blutungsstörungen können mit der Bindegewebsmassage behandelt werden.
Krankengymnastik, Massagen, Fango- oder Moorpackungen und Heiße Rollen werden bei *Rückenschmerzen* angewandt. Besondere Bedeutung kommt der Körperhaltung zu. In der sog. Rückenschule können Sie eine gesundheitsfördernde Körperhaltung erlernen.
Zur Behandlung von *schmerzhafter Blasen- und/oder Darmentleerung* eignen sich Interferenzstrom und Touch for Health. Bei *Störungen der Darmentleerung* ist eine angepasste Kolonmassage sehr wirksam.
Verwachsungen im Unterleib können durch Ultraschall-Anwendungen gelöst werden, wobei sich ein möglichst früher Behandlungsbeginn empfiehlt. Dadurch lässt sich eine deutliche Schmerzreduktion erreichen. Zur Behandlung von *Wundheilungsstörungen* und dadurch bedingten Schmerzen werden Trocken-CO_2-Bäder eingesetzt.

Lokale Kälteanwendungen wie kalte Heilerde und Eis sowie die
Kneipp-Therapie können bei lokalen und nicht infektiösen *Entzündungsreaktionen* sehr wirksam sein.

Bei einer medikamentösen Therapie der Endometriose treten regelmäßig unerwünschte Wirkungen auf, die durch physiotherapeutische Maßnahmen gelindert werden können.
Zur Behandlung von *Hitzewallungen* haben sich die klassische
Kneipp-Therapie, die Bindegewebsmassage, die Bewegungstherapie sowie Sauna-Gänge bewährt.
Bei *Kopfschmerzen* wirken klassische Massagen, Bindegewebsmassagen und lokal angebrachte Wärme- oder Kälteanwendungen
sehr lindernd. Mittels Touch for Health können sich Hinweise auf
die Schmerzentstehung und gleichzeitig eine Schmerzreduktion ergeben.
Die *Müdigkeit* kann durch morgendliche Wechselgüsse und ein
gut gestaltetes Trainingsprogramm vertrieben werden.
Entspannungsbäder am Abend sowie ansteigende Fuß- oder Armbäder helfen bei Einschlafstörungen. Auch Touch for Health wirkt
sehr beruhigend.
Vaginale Trockenheit, die im Rahmen der medikamentösen Therapie entstanden ist, kann durch Moortamponaden und Solesitzbäder gelindert werden. (Während einer GnRH-Analoga-Therapie
stellt die Endometriose unseres Erachtens trotz des östrogenen
Effektes der Moorinhaltsstoffe keine Kontraindikation für eine
Moor-Therapie dar. Ihre Verabreichung kann vielmehr im Sinne
einer »Add-back-Therapie« verstanden werden.)
Wenn durch die Behandlung der Endometriose das *sexuelle Verlangen* vermindert ist, lassen sich durch ein Trainingsprogramm
und durch die Kneipp-Therapie mit Wechselvollgüssen eine allgemeine Vitalisierung und damit oft eine Steigerung des sexuellen
Verlangens erreichen.
Zur Behandlung einer *Akne* eignen sich kalte oder warme Heilerde, kalte Gesichtsgüsse, Sauna-Gänge und das UV-Licht in einem
Solarium.

Bei einer *Stimmungslabilität* können Touch for Health, Wechselgüsse, Sauna-Besuche, Entspannungsbäder und ein ausgewähltes
Trainingsprogramm dazu beitragen, das psychische Wohlbefinden
wieder zu heben.
Zur Behandlung der als Nebenwirkung einer medikamentösen
Therapie aufgetretenen *Gelenkschmerzen* muss individuell er-
probt werden, ob Wärme oder Kälte eingesetzt werden kann.
Beide lokalen Anwendungsformen sind grundsätzlich möglich
und je nach Individuum bzw. Schmerzcharakter unterschiedlich
gut geeignet. Darüber hinaus werden zur Schmerzlinderung Massagen, Krankengymnastik sowie Moorbäder (als Teil- oder Vollbad) eingesetzt. Auch Sauna-Besuche können eine Hilfe darstel-
len.

Auch die erste Zeit nach einem operativen Eingriff ist mit verschiedenen Beschwerden verbunden, so dass Sie von physiothera-
peutischen Maßnahmen profitieren können. Treten nach einer
Operation Wund- und Unterleibsschmerzen auf, können diese mit
lauwarmer oder kalter Heilerde behandelt werden. Wenn die
Wunde es zulässt, kann auch Ultraschall verabreicht werden.
Lymphdrainage hilft bei Stauungen an den Wunden und entlastet
die Wundränder. Narbenmassage und Lymphdrainage zur Nar-
benpflege können schon ab dem 14. Tag postoperativ beginnen.
Ultraschall, kalte Heilerde und Kamillenumschläge verhindern
Entzündungen und Verklebungen im Narbengebiet.
Postoperativer Schwäche und Abgeschlagenheit kann man mit
Wechselgüssen und Krankengymnastik begegnen.
Oftmals ist nach einem Eingriff der Darm träge. Wenn es die
Narbe zulässt, kann eine angepasste Kolonmassage gut gegen Ver-
stopfungen wirken. Eine intensive Atemgymnastik mit gezielter
Bauchatmung dient neben der Unterstützung der Darmfunktion
auch der Vorbeugung einer Lungenentzündung. Auch Interferenz-
strom wirkt der Darmträgheit entgegen und kann sofort nach der
OP ein- bis zweimal täglich angelegt werden.
Langes Liegen nach einer Operation mit damit verbundener Im-
mobilität steigert das Risiko für allgemeine Komplikationen (wie

Thrombose, Pneumonie, Dekubitus und Kontrakturen), denen mit
einer gezielten Krankengymnastik vorgebeugt werden kann.

Zusammenfassend lässt sich festhalten, dass die Physio- und Physikalische Therapie eine Endometriose nicht heilen, aber viele ihrer Beschwerden deutlich lindern und/oder verhindern kann. Dies
ermöglicht vielen betroffenen Frauen, wieder ein unbeschwertes
Leben zu führen.

6 Ordnungstherapie

Die Weltgesundheitsorganisation definiert Gesundheit als einen
»Zustand des völligen körperlichen, geistigen und sozialen Wohlbefindens«. In diesem Wohlfühl-Zustand befinden sich alle
Lebensvorgänge in einer harmonischen und gesunden *Ordnung*.
Krankheit ist Ausdruck der Störung dieser Ordnung. Die Behand-
lungsmethode, die über die Optimierung der Lebensführung und
das Ausschalten von Störfaktoren dazu beiträgt, wieder gesund
zu werden bzw. dauerhaft gesund zu bleiben, wird *Ordnungstherapie* genannt. Gesundheit kann nicht passiv erreicht werden, sondern nur durch aktive Mitarbeit und Eigeninitiative. Wesentliche
Voraussetzung ist die entsprechende Motivation. Diese Eigenver-
antwortlichkeit macht die Gesundung oft schwierig und langwie-
rig.
Ob eine »Unordnung« im Leben zur Endometriose führte oder ob
es zuerst zum versprengten Auftreten von Gebärmutterschleim-
hautherden kam und in Folge dessen die Ordnung im Leben be-
einträchtigt wird, kann derzeit nicht allgemein gültig beurteilt
werden. Im Gegensatz zu schulmedizinischen Therapieprinzipien,
die isoliert einzelne *Krankheits*-Aspekte betreffen, geht es im na-
turheilkundlichen Denkansatz auch darum, alle Lebensbereiche
dahingehend zu überprüfen, ob sie der *Gesundheit* dienen und gegebenenfalls entsprechende Veränderungen vorzunehmen. Die

Ordnungstherapie ist damit obligatorische und integrative Grundlage aller Naturheilverfahren.
Eine Lebensführung, die der Gesundheit dient, bedeutet Ordnung in folgenden Lebensbereichen:

6.1 Ernährung

Die Deutsche Gesellschaft für Ernährung (DGE) empfiehlt folgende Ernährungsweise: Vielseitig – aber nicht viel; weniger Fett und fettreiche Lebensmittel; würzig aber nicht salzig; wenig Süßes; mehr Vollkornprodukte; reichlich Gemüse, Kartoffeln und Obst; weniger tierisches Eiweiß; zwei bis drei Liter Wasser täglich, wenig Alkohol; öfter kleinere Mahlzeiten, was Leistungstiefs mindert; schmackhaft und nährstoffschonend zubereiten. Überernährung und Fettleibigkeit sind ungesund. Im Gegensatz hierzu kommt es bei jungen Frauen oft zu Mangelernährungserscheinungen durch Verfolgung eines falschen Schlankheitsideals oder sogar Magersucht. Neben dem erkennbaren Untergewicht besteht häufig eine Unterversorgung von wichtigen Nährstoffen. Idealerweise sollte der Body Mass Index (BMI) zwischen 18 und 25 kg/m^2 liegen (BMI = Körpergewicht dividiert durch Körperlänge im Quadrat). Die Ernährung sollte zu 35 % aus Brot, Getreideprodukten, Nudeln und Reis bestehen; zu 40 % aus Gemüse, Salat und Obst; zu 20 % aus Milch und Milchprodukten, Eiern, Wurst, Fisch und magerem Fleisch; sowie zu 5 % aus Fett und Süßigkeiten.

6.2 Bewegung

Neben einem guten Bewegungspensum im Alltag (z. B. Treppen steigen statt Fahrstuhl fahren) fördert ein regelmäßiges Bewegungstraining die Gesundheit. Sport im Sinne von positivem Stress

(= »Eustress«) verbessert das Immunsystem, schützt vor Gewichtszunahme bzw. unterstützt die Gewichtsabnahme, schütz
vor Herzinfarkt und Schlaganfall, verbessert die Lungenfunktion,
regt die Darmtätigkeit an, fördert das Gedächtnis und die Konzentration, wirkt antidepressiv, unterstützt den Stressabbau, reduziert das Risiko bestimmter Krebsarten, wirkt entspannend, ordnet die Gedanken, stärkt das Selbstbewusstsein und steigert die
Stimmung, die Lust an der Arbeit und die Lebensqualität. Besonders geeignet sind Ausdauersportarten wie Walking, Joggen,
Schwimmen und Radfahren. Empfohlen werden je 30 Minuten
mindestens dreimal pro Woche. Um einen guten Effekt auf die
Ausdauer und die Entsäuerung des Körpers zu haben, sollte der
Trainingspuls (TP) im sog. »aeroben« Bereich liegen; TP = (220 –
Alter – Ruhepuls) x 0,6 + Ruhepuls. Hat die Fettverbrennung eine
größere Bedeutung, liegt der Trainingspuls 10 Schläge darunter.
Da sportliche Überaktivitäten als negativer Stress (= »Disstress«)
schaden können, ist es häufig sinnvoll, sich einer kompetenten
Trainingsanleitung zu unterziehen.

6.3 Umwelt

Umweltbelastungen können sich auf das Immunsystem, die hormonelle Regulation, die Fruchtbarkeit, das Nervensystem und die
Psyche auswirken. Bezüglich der Toxikologie (Wissenschaft von
den Giften und der Vergiftung des Organismus) bestehen sowohl
in der naturheilkundlich als auch in der schulmedizinisch-natur-
wissenschaftlich orientierten Medizin Wissensdefizite. So sind von
100 000 Handelschemikalien weniger als 4 % toxikologisch untersucht. Mögliche bzw. sichere Risiken sind beispielsweise: Rauchen (auch Passivrauchen), viel Koffein, schadstoffbelastete Ernährung, Halogenierte Kohlenwasserstoffe (u. a. in Lösungsmittel,
Desinfektionsmittel, Schädlingsbekämpfungsmittel und Konser-
vierungsmittel), Formaldehyd in Möbel, Imprägnierungen von Le-

dermöbel, Wohnen in der Nähe von Müllverbrennungsanlagen oder anderen belastenden Industrieanlagen, schlecht gelüftete oder feuchte Neubauten (Pilze), Ausdünstungen aus Teppichboden-Klebern, Reinigungsmittel, Haushaltskleber, elektromagnetische Strahlung durch Computer, Fernseher, Radiowecker usw. (insbesondere im Schlafzimmer) und Schwermetalle (u. a. Quecksilber, Blei, Kadmium, Arsen und deren Verbindungen wie z. B. Amalgam). Bisher konnte kein direkter Zusammenhang nachgewiesen werden zwischen dem Auftreten von Endometriose und der Exposition von Umweltgiften oder Schwermetallen. Bezüglich des Dioxins sind die Untersuchungsergebnisse uneinheitlich. Die Beurteilung ist sehr problematisch, weil die Untersuchungen sehr aufwendig sind und selten durchgeführt werden, auch geringe Schadstoffkonzentrationen bei langer Einwirkdauer eine Wirkung erzielen (viele Schadstoffe reichern sich über lange Zeit im Fettgewebe an) und sich eine mögliche Exposition in Kindheit und Pubertät nicht mehr feststellen lässt.

Aus ordnungsmedizinischer Sicht bestehen die Vorbeugung und Therapie eventuell umweltbedingter Erkrankungen im Meiden der Gifteinwirkung, soweit dies möglich ist. An erster Stelle steht, mit dem Rauchen aufzuhören. Bei chronisch Kranken mit nachweisbarem Immundefizit (jede Endometriosepatientin) wird die Entfernung von Amalgam als Füllungsmaterial in Zahndefekten mit anschließender Entgiftung empfohlen. Zusätzlich fördern Chelatbildner und biologische Präparate wie Süß- und Meerwasseralgen als Nahrungsergänzungsstoffe die Ausscheidung von Schwermetallen.

6.4 Pflege der Entgiftungssysteme

Die Aufgabe der Entgiftungssysteme ist die Eliminierung körpereigener und -fremder Schadstoffe und die Aufrechterhaltung des inneren Milieus. Eine effiziente Ausscheidungsfunktion hat für einen gesunden Körper eine wesentliche Bedeutung.

Fehlverdauungen mit Verstopfung, Blähungen, Völlegefühl und
Druckschmerzhaftigkeit des Bauchraumes sind Funktionsstörungen eines überforderten Verdauungssystems. Ursachen sind Fehlernährung, mangelnde Bewegung, Schadstoffbelastung und der
unkritische Gebrauch mancher Medikamente. Die Sanierung des
Darmes ist ein wesentlicher Schritt auf dem Weg zur Ordnung im
Körper. Zu empfehlen sind: Heilfasten (unter ärztlicher Überwa-
chung), naturheilkundliche Therapie einer Verstopfung, darmakti-
vierende Maßnahmen (Bewegung und Kneipp-Therapie wie z.B.
kalte Güsse oder ansteigende wechselwarme Fußbäder), Nah-
rungsaufnahme nur bei Hunger, langsam essen, naturbelassene,
weitgehend vollwertige Nahrungsmittel, Symbioselenkung (mit
Medikamenten, die Darmbakterien enthalten) und gegebenenfalls
Therapie einer chronischen Pilzerkrankung.

Die Lunge ist als Ausscheidungsorgan bedeutsam für die Entsor-
gung von Kohlendioxid und – neben Nieren und Magen – für die
Regulierung des Säure-Basen-Haushaltes. Atembewegungen mas-
sieren u.a. die Bauchorgane und regen die Darmbewegungen an.
Gefühle und Atmung beeinflussen sich gegenseitig. Atemarbeit
hat eine heilende Wirkung zur seelischen Harmonisierung, verändert Enge- und Spannungsgefühle, löst Muskelverspannungen
und kuriert verspannungsbedingte Schmerzen. Mit entspannen-
den Atemtechniken lassen sich emotional verstärkte Schmerzen
»wegatmen«. Empfehlenswert sind Nikotinverzicht, jede Möglichkeit zum Aufenthalt in frischer Luft, körperliche Bewegung
im Freien, gute Belüftung von Arbeits- und Schlafräumen bei
niedriger Raumtemperatur (15–20 °C) und stimmiger Luftfeuch-
tigkeit (30–60 Vol.%), Atmungsgymnastik und Entspannungs-
übungen.

Die Haut dient u.a. der Wärme- und Durchblutungsregulierung
und erfüllt immunologische sowie entgiftende Funktionen. Sie
braucht ein adäquates Training durch Reize der Umwelt (= Eustress), d.h. Licht, Luft, Wärme, Kälte, Wasser und mechanische
Stimulation. Über Talg- und Schweißdrüsen werden verschiedene

Stoffwechselprodukte und Medikamente ausgeschieden. Die Funktionen der Haut lassen sich bessern durch: Hautpflege unter Schonung der physiologischen Hautflora, Tragen atmungsaktiver Kleidung, Anregen der Hautdurchblutung (Trockenbürsten, Massagen, Wechselduschen), dosierte Luft-, Licht- und Sonnenbäder, Schwitzen und Saunieren. Problematisch ist die zu häufige Nutzung von Solarien. Pro Jahr werden maximal 50 Sonnenbäder empfohlen (einschließlich Urlaubstagen).

Zentrale Aufgabe der Nieren sind Ausscheidung von Stoffwechselprodukten und -giften, Regulierung des Wasser- und Mineralhaushaltes sowie des Säure-Basen-Gleichgewichtes. Ursachen für Nierenschäden können u. a. Fehlernährung mit Stoffwechselüberlastung durch ausscheidungspflichtige Substanzen, Schwermetalle, Medikamente, Abflussbehinderungen der ableitenden Harnwege und häufige Harnwegsinfekte sein. Wichtig sind eine adäquate Trinkmenge, Vorbeugung von wiederholten Harnwegsinfekten (Unterkühlungen vermeiden, lokale Wärmeverabreichung in der Nierengegend, für warme Füße sorgen), Ausschalten aller möglichen Stoffwechselbelastungen (Amalgam, Nikotin) und eventuell unterstützende Ausleitung ausscheidungspflichtiger Stoffe über die Haut durch Schwitzen.

6.5 Arbeit und Erholung

Leben verläuft in Rhythmen. Neben von außen vorgegebenen Rhythmen (z.B. Tag/Nacht, Jahreszeiten) laufen auch viele Körpervorgänge rhythmisch ab. Die Rhythmik der hormonellen Regulation zeigt sich u.a. im Menstruationszyklus. Im Tagesverlauf gibt es Phasen, in denen wir effizient arbeiten können und Zeiten, in denen uns nach Ruhe verlangt. Da der Körper in diesen »Ruhephasen« ebenfalls wichtige Arbeiten verrichtet (z.B. Ver-

dauung und Reparaturvorgänge) ist es wichtig, eine rhythmische
Strukturierung des Alltages zu organisieren, die den natürlichen
Taktgebern und den Bedürfnissen des Körpers entspricht. Störungen des Tagesrhythmus können mit erheblichen Beeinträchtigungen des Wohlbefindens einhergehen (z. b. Schlafstörungen, Leis-
tungsdefizite und depressive Verstimmungen). Da sich das Befinden auf die Schmerzwahrnehmung und -verarbeitung auswirkt,
ist dessen gezielte Verbesserung eine Form der Schmerzbehandlung.
Ganz besonders wichtig ist genügend Schlaf, der ein Spiegel unseres Wohlbefindens ist. Im Schlaf werden u. a. neu aufgenommene
Informationen verarbeitet, Zellschäden repariert, das Immunsystem regeneriert und Krankheiten bekämpft. Ausreichend Schlaf
setzt zunächst eine Strukturierung von Tagesarbeit und Freizeit
voraus. Schlafstörungen sollten konsequent angegangen werden.
Der Schlaf kann gebessert werden durch: möglichst regelmäßige
Schlafenszeiten mit viel Schlaf vor Mitternacht, Einschlafrituale,
behagliches Schlafzimmer, warme Füße, entspannendes Fuß- oder
Vollbad, Sex, leichte Lektüre, Entspannungstechniken, ein gutes
Bett und ein Spaziergang. Den Schlaf beeinträchtigen Stress, spä-
tes Essen (mindesten drei Stunden Abstand einhalten zwischen Essen und zu Bett gehen), zu viel Alkohol, Koffein, elektronische Ge-
räte im Schlafzimmer, ungünstiges Raumklima und ungelöste
Konflikte.

Die Lebensqualität wird gefördert durch sinnvoll genutzte Erho-
lungspausen zur aktiven Regeneration während des Tagesverlaufs.
Hilfreich sind Entspannungsverfahren, Meditation, Gymnastik,
Bewegung, frische Luft, Wohlfühl- oder Wellnessprogramme und
eine genussvolle Körperpflege.
Der Urlaub dient als erholsamer Ausgleich, wobei »Kontrast-Er-
lebnisse« zum (insbesondere Berufs-)Alltag günstig sind für die Erholung. Diese können sich beziehen auf die Anzahl der sozialen
Kontakte, Autonomie/Fremdbestimmung, Grad der Verantwortung, erbringen/in Anspruch nehmen von Dienstleistungen, Gebrauch anderer Sinnesorgane oder das Maß der körperlichen bzw.

geistigen Beanspruchung. Je »vollständiger« der Mensch wieder wird, desto besser.

Von Zeit zu Zeit ist es sinnvoll, die zugrunde liegende Motivation für die berufliche Tätigkeit, ehrenamtliche Ämter und Freizeitaktivitäten zu überprüfen. Bei allem, was wir tun, kann eine »Kosten-Nutzen-Aufstellung« durchgeführt werden. Die Kosten sind uns meist relativ schnell klar (z.B. der hohe Zeitaufwand für die berufliche Tätigkeit). Unser Tun beruht jedoch hauptsächlich auf Faktoren, die auf der Nutzen-Seite eingetragen werden können. Hierunter fallen Bedürfnisse, die uns nur teilweise bewusst sind. Auch die Befriedigung unbewusster Bedürfnisse erfordert Anstrengungen, die auf der Kosten-Seite erscheinen und dadurch die Bilanz unausgewogen erscheinen lassen. Das Leben kann in »Ordnung« gebracht werden, wenn zum einen die Bilanzierung möglichst bewusst aufgestellt und zum anderen geprüft wird, ob bisher unbewusste Bedürfnisse nicht auf einfachere oder angenehmere Weise befriedigt werden können.

6.6 Innere Ausgeglichenheit

Ist unser Körper zu viel bzw. ungesunden äußeren oder inneren Belastungen ausgesetzt, entsteht negativer Stress (= »Disstress«), wobei vielfältige Reaktionen im Körper ablaufen. Hierbei spielen das sog. vegetative Nervensystem, das all die Funktionen reguliert, die sich unserer Willkür entziehen, und Gefühle (bewusste und unbewusste) eine wichtige Rolle. Länger anhaltende Störungen des inneren Gleichgewichtes führen zunächst zu Funktionsstörungen der Körperorgane und schließlich zu Erkrankungen. Anzeichen von Disstress können sein: Puls- und Blutdruckanstieg, beschleunigte Atmung, Muskelverspannungen, Verdauungsbeschwerden, Schlafstörungen, Abnahme der Konzentrationsfähigkeit, geringere Lern- und Erinnerungsfähigkeit, allgemeine Anspannung, Gereiztheit, Nervosität, planloses Verhalten sowie Unruhe.

Je nach den persönlichen Fähigkeiten und der auslösenden Situation werden bei der Bewältigung einer Krise vier Möglichkeiten unterschieden:

- Das Management eines Problems ist besonders effektiv, wenn es gelingt, das Problem abzustellen.
- Wenn die Bedingungen, die dem Problem zugrunde liegen, verändert werden können, folgen Veränderungen des Problems und bestenfalls dessen Auflösung.
- Eine Problematik kann neutralisiert werden, indem eine Erfahrung neu bewertet, d. h. eine bereits vorgefasste Bewertung verändert wird. Eine Verstimmung entsteht dann, wenn das subjektive Erleben (eines Ereignisses) nicht übereinstimmt mit dem, wie es gerne erlebt werden möchte oder wie es sich nach der eigenen Meinung gehört. Offenheit für andere Betrachtungsweisen verringert Verstimmungen und Probleme.
- Gelingt es nicht, ein Problem abzustellen oder zu neutralisieren, entstehen emotionale Stressreaktionen (z. B. fehlende innere Ausgeglichenheit, Verstimmung, Ärger), unter denen gelitten wird. Diese Emotionen und die im Körper ablaufende Stressreaktion können durch geeignete Maßnahmen verändert, gelindert und manchmal sogar aufgelöst werden, auch ohne dass die zugrunde liegende Ursache behoben wird. Hierzu eignen sich Entspannungsverfahren, fernöstliche Entspannungstechniken, ausgleichende Hobbys, Sport und die Muße. Dieser Strategie fehlt sicherlich die Effizienz der ersten beiden Möglichkeiten. Sie ist aber besonders wichtig, wenn eine aktive Problemlösung nicht gelingt.

Bei allen vier Problemlösestrategien kann eine Psychotherapie eine wertvolle Hilfestellung geben. So können eigene Denkschemata, Grundüberzeugungen sowie Verhaltensweisen geklärt, Verhaltensmodifikationen erarbeitet und Ressourcen nutzbar gemacht werden.

Eine Stressreaktion kann zusätzlich durch das Wissen gemindert werden, nicht alleine zu sein und Unterstützung zu erfahren durch jemanden, der zuhört, mitfühlt und tröstet. Gute soziale Kontakte

ergeben oftmals direkte, problemlösende Hilfestellungen und ermöglichen ausgleichende Aktivitäten, wodurch ihnen eine besondere Bedeutung zukommt, wenn es darum geht, eine Ordnung
herzustellen, die dem Leben Gesundheit, Energie und Freude ver-
leiht.

7 Psychosomatik und Psychotherapie

Im Zusammenhang mit Endometriose kann es bei der »Psychosomatik und Psychotherapie« nicht primär um eine ausschließliche
Psychotherapie gehen. Vielmehr soll bereits bei den gynäkologischen Konsultationen (Gespräch und Untersuchung bei der Frau-
enärztin oder dem Frauenarzt) ein psychosomatisch orientiertes
Vorgehen praktiziert werden.

Psychosomatik beinhaltet in einem Wort die beiden Anteile Leib
und Seele, aus dem Griechischen entlehnt: Soma (Körper) und
Psyche (Seele, Geist). Damit wird ausgedrückt, dass es in gleicher
Weise um die körperlichen Beschwerden sowie die seelischen Zusammenhänge bzw. Auswirkungen geht. In welcher Beziehung der
Körper mit seinen Beschwerden oder Erkrankungen und die Psyche oder Seele verbunden scheinen, ist damit noch nicht festgelegt
(einfach ausgedrückt: was ist Huhn und was ist Ei, was Ursache
und Auswirkung). Psychische Symptome, wie beispielsweise Trau-
rigkeit und Angst, können von der Patientin selbst wahrgenom-
men werden oder auch sehr verdrängt bleiben. Sie können als
eigenständige Erkrankung in Erscheinung treten oder als Reaktion
auf Beschwerden hervorgerufen werden.

Zum Verhältnis zwischen körperlichen Symptomen bzw. Erkrankungen auf der einen Seite und seelischen, psychischen Empfindungen auf der anderen gibt es eine lange Entwicklung mit verschiedenen Ansichten oder so genannten »Schulen«. Grundlage sind verschiedene Modelle, die – wie der Namen schon sagt – auch nur als solche zu verstehen sind. Demgegenüber sind physikalische Grundsätze oder gar Naturgesetze etwas anderes. Ganz grob werden folgende zwei Unterscheidungen getroffen: Psychosomatische Symptome können zum einen im Zusammenhang mit einem Lernmodell (Konditionierung) und zum anderen im Rahmen eines unbewussten Konfliktverhältnisses entstehen. Dabei kann ein unbewusster Konflikt zu psychischen Beschwerden und nach Freud oder Alexander sogar zu organischen Beschwerden oder Krankheiten führen.

Der Endometriose mit ihren gravierenden Symptomen und dem Leid für die betroffenen Patientinnen und Paare werden aus der »Welt der Schul- und Organmedizin« verschiedenste organische Ursachen zugeschrieben. Für die Entstehung der Endometriose, deren Folgen und deren wiederholtes Auftreten (Rezidiv) spielen hormonelle und vor allem immunologische Zusammenhänge eine wesentliche Rolle. Hiermit sind Abwehrreaktionen des Körpers auf Störfaktoren gemeint, wie z.B. Entzündungen (hervorgerufen beispielsweise durch Viren oder Bakterien), Krebszellen oder eben bei der Endometriose auf Gebärmutterschleimhautzellen, die sich sozusagen am falschen Ort befinden.

Der psychosomatische Ansatz besteht zunächst in der Frage, wie die betroffene Frau bzw. das Paar die Symptome der Endometriose erlebt und diese subjektiv verarbeitet, bewältigt und wertet. Hierin gibt es ein recht unterschiedliches Ausmaß. Mitunter können geringe Befunde zu subjektiv großem Leid und Unerträglichkeit führen und umgekehrt ausgedehnte Befunde scheinbar kaum Beschwerden machen. Durch Studien ist aber auch erwiesen, dass die Phänomene der Endometriose ebenso unterschiedlich sein können und z.B. tiefes Einwachsen der Herde in das Bauchfell zu sehr starken Beschwerden führen kann.

Für die Behandlung der Endometriose liegt die Aufgabe und Bedeutung von »Psychosomatik und Psychotherapie« in der Haupt-
sache im stets *psychosomatisch orientierten Vorgehen*, was für jede ärztliche Tätigkeit und ebenso für die Arbeit von Schwestern
und Physiotherapeuten gilt. Innerhalb unseres Gesundheitssys-
tems wird dies mit dem Begriff »*Psychosomatische Grundversorgung*« bezeichnet. Damit wird zum Ausdruck gebracht, dass für
die spezifische Art dieser Versorgung einerseits eine besondere
Qualifizierung des Arztes/der Ärztin nachgewiesen sein muss und
dass es sich andererseits bei dieser Leistung um eine medizinische
Notwendigkeit handelt, die von den Krankenkassen für eine *adäquate und wirksame Versorgung* von Patientinnen vorgehalten
und finanziert wird.

Insofern ist bei der Behandlung von Endometriose zunächst nicht
die Psychotherapie an sich bedeutsam, sondern die *psychosomatische Medizin*, die als Psychosomatische Grundversorgung sowohl
eine organmedizinische Versorgung mit Diagnostik und Therapie
als auch eine integrierte (zeitgleich stattfindende und stets mit der
Organmedizin verbundene) psychische Betreuung beinhaltet. Die
Psychosomatik gehört seit einigen Jahren zur Facharztausbildung:
Frauenärztinnen und Frauenärzte in der Praxis oder im Kranken-
haus sind heutzutage entsprechend ausgebildet und sollten den
psychosomatischen Ansatz im Umgang mit ihren Patientinnen
und Paaren stets berücksichtigen.

Eigene wissenschaftliche Untersuchungen* von Interviews mit Patientinnen haben ergeben, dass gerade Endometriose-Patientinnen

---

* Bodden-Heidrich R., Hilberink M., Stratkötter A., Rechenberger I.,
  Tress W., Bender H.G.: Qualitativ-inhaltsanalytische Studie zur
  Psychosomatik der Endometriose. Zsch psychosom Med 1999; 45,
  372–389.
  Bodden-Heidrich R., Chronische Unterbauchschmerzen »chronic pelvic pain syndrome«, Ein multifaktiorelles Krankheitsbild mit Indikation zur interdisziplinären Behandlung. Gynäkologie 34 (2001) 4,
  299–306.

die Beziehung zu ihrer Ärztin bzw. zu ihrem Arzt (zumindest wie sie nach außen hin wirkt) als gestört erleben. Dabei spielen mitunter wechselseitige Aggressionen eine Rolle.

Für die psychosomatische Behandlung der Endometriose, die stets sinnvoll, wirksam und notwendig ist, erweist sich das *intensive, offene Gespräch mit der Patientin und dem Paar* als das »Mittel der Wahl«. Dabei müssen Zeit und Raum die Rahmenbedingung liefern, so dass über die Symptome im Einzelnen, das subjektive Erleben und Bewerten sowie die Auswirkungen auf einzelne Lebensbereiche und –funktionen gesprochen werden kann. Dies kann die Behandlung der Endometriose und den zuvor erfolgten Untersuchungsablauf positiv beeinflussen. Auch die Nebenwirkungen der speziellen Behandlungsmethoden (ausgedehnte Operationen mit ihren Folgen, Hormonbehandlungen) können bei psychosomatisch orientierter Behandlung in ihrem Erleben, dem subjektiven Leidensdruck und im Hinblick auf Bewältigungsstrategien positiv beeinflusst werden.

Erweisen sich die Gespräche im Rahmen der so genannten psychosomatischen Grundversorgung für die Patientin und/oder das Paar als nicht ausreichend und besteht die Notwendigkeit sowie die Motivation nach längeren und intensiveren Gesprächen, so kann eine sog. *formale Psychotherapie* erwogen werden. Diese bezieht sich dann auf das subjektive Erleben, den Leidensdruck und die Chronifizierung der Erkrankung und hat die Bewältigung dieser Probleme zum Ziel. Psychosomatik und Psychotherapie ersetzen dabei aber keineswegs die organmedizinische Diagnostik und Behandlung.
Besteht die Notwendigkeit und/oder der Wunsch nach einer Psychotherapie, kann man sich auf unterschiedliche Weise weitergehend informieren:

- Frauenärzte/-ärztinnen mit einer zusätzlichen psychotherapeutischen Ausbildung (Weiterbildung oder Facharztausbildung)
- Vermittlung durch den behandelnden Frauenarzt/-ärztin oder Hausarzt/-ärztin an eine Psychotherapeutin/-therapeuten

- Information bei der Deutschen Gesellschaft für Psychosomatische Frauenheilkunde und Geburtshilfe DGPFG (www.
  dgpgg.de) über Frauenärzte/-ärztinnen, die auch die Weiterbildung Psychotherapie besitzen
- Informationen auf Internetseiten deutscher medizinischer
  Hochschulen, Bereich Psychosomatik/Psychotherapie
- Polikliniken und Ambulanzen Psychotherapeutischer Kliniken
- Information bei der Krankenkasse über die zur Psychotherapie
  zugelassenen ärztlichen und/oder psychologischen Psychotherapeuten

Die drei *zugelassenen Behandlungsarten*, die von den Krankenkassen bezahlt werden, sind:

- Verhaltenstherapie
- Psychoanalyse und
- tiefenpsychologisch fundierte Therapie.

Die *Verhaltenstherapie* geht davon aus, dass bestimmte Erfahrungen und Situationen unser Verhalten prägen und maßgeblich beeinflussen. Ziel der Verhaltenstherapie ist es deshalb, ein bestimm-
tes Verhalten, das als störend oder belastend empfunden wird, zu
verändern.
Neben den psychosomatischen Erkrankungen im engeren und im
weiteren Sinne (Krankheiten, bei denen seelische Faktoren bei der
Entstehung und Verlauf eine wesentliche Rolle spielen) beschäftigt
sich die Verhaltenstherapie mit Fragen der Krankheitsverarbei-
tung insbesondere bei schweren oder chronischen Erkrankungen,
wozu auch die Endometriose gehören kann.
Jede Verhaltenstherapie zielt darauf ab, neue Einstellungen und
Verhaltensweisen zu erarbeiten, die eine bessere Lebensqualität ermöglichen. Die Verhaltenstherapie ist ein Anwendungsbereich der
Verhaltensforschung, deren Grundsätze auch als Lerntheorien
(klassische und operante Konditionierung) bekannt geworden
sind.

Bei der *tiefenpsychologisch orientierten Psychotherapie* bzw. der *Psychoanalyse* wird im Hinblick auf die Entstehung psychosomatischer Symptombildung der Bezug zu lebensgeschichtlicher Entwicklung und lebensgeschichtlichen Konflikten hergestellt. Beide Verfahren unterscheiden sich u. a. durch die Häufigkeit der Sitzungen. Zwei Linien mit unterschiedlicher Prägung und Tradition sind erkennbar: einerseits die Psychoanalyse Freuds und seiner nachfolgenden Schüler und andererseits die aus der Inneren Medizin als integrierte Psychosomatik hervorgegangene Richtung. Die Psychoanalyse an sich hat dabei Modelle zur Entstehung körperlicher Symptombildung mit Bezug zu seelischen Konflikten entwickelt, während die innerhalb der klinischen internistischen Medizin entwickelten Modelle sich vor allem mit Funktionsstörungen ohne somatischen Befund als sog. »funktionelle Störungen« beschäftigen.

Im Hinblick auf die Schmerzstörung bei Endometriose können ebenso Entspannungstechniken wie Autogenes Training und progressive Muskelrelaxation etc. hilfreich sein.

8 Entspannungsverfahren und Hypnotherapie

Dieses Kapitel möchte Ihnen weitere Behandlungsmöglichkeiten vorstellen, die Sie zusätzlich zur schulmedizinischen Therapie selbstständig und frei von unerwünschten Nebenwirkungen für sich nutzen können. Die beschriebenen Entspannungsverfahren zielen insbesondere auf die Linderung von Schmerzen, Schlafstörungen, Abgeschlagenheit, innerer Unruhe und Hitzewallungen ab. Da die Wirksamkeit der Progressiven Muskelentspannung nach Jacobson (PM), des Autogenen Training (AT) sowie hypnotherapeutischer Entspannungstrancen (ET) wissenschaftlich nachgewiesen ist, soll sich hier auf die Erörterung dieser Verfahren beschränkt werden.

8.1 Wirkung der Verfahren

Autogenes Training und Progressive Muskelentspannung sowie Hypnose wirken nicht nur auf dem Weg der Tiefenentspannung auf der muskulären Ebene, sondern können alle Körperfunktionen ausgleichend beeinflussen. Auf der körperlichen Ebene verbessert die muskuläre Entspannung die Durchblutung und reduziert Stresshormone. Dies wiederum wirkt sich günstig auf das Immunsystem aus. Dem Immunsystem, als Schnittstelle zwischen Körper und Psyche, kommt eine besondere Bedeutung zu. Die Tiefenentspannung kann gleichzeitig die psychische Spannkraft, die allgemeine Leistungsfähigkeit und eine konstruktive Krankheitsbewältigung unterstützen. Steht bei einer Endometriose die Schmerzproblematik im Vordergrund, kann durch Tiefenentspannung der Teufelskreis aus Schmerz, muskulärer Anspannung, Unwohlsein und sich verstärkendem Schmerzempfinden durchbrochen werden. Das Lösen von muskulärer Anspannung reduziert den Schmerz und steigert dadurch das Wohlbefinden, was zur Schmerzbewältigung beiträgt.

8.2 Beschreibung der Verfahren

Falls Sie eines der drei genannten Entspannungsverfahren erlernen möchten, ist zu berücksichtigen, dass es sich bei ihnen jeweils um zu übende Techniken handelt, für die ein entsprechendes Training erforderlich ist. In den ersten vier bis sechs Wochen sollten Sie sich dafür mindestens einmal täglich 20 Minuten Zeit nehmen können. Später werden Ihnen ca. 10 Minuten ausreichen. Kassettenmaterial und/oder geleitete Einführungskurse können helfen, Startschwierigkeiten zu überwinden.

Die *Progressive Muskelentspannung nach Jacobson (PM)* wird oft auch als Progressive Muskelrelaxation, Jacobson-Training oder Muskuläre Tiefenentspannung bezeichnet. Sie wurde von Edmund Jacobson in den USA entwickelt und wird seit den 1970iger Jahren in Deutschland eingesetzt.
Durch kleine Bewegungsabläufe werden verschiedene Muskelgruppen für einige Sekunden angespannt, um sie dann wieder zu lösen. Die Anspannungsübungen werden nacheinander für die Körperregionen Hände und Unterarme, Oberarme, Gesicht, Rü-

cken, Bauch, Gesäß und Oberschenkel, Unterschenkel und Füße durchgeführt. Das entstandene Kontrasterleben erleichtert die Wahrnehmung der sich entwickelnden Entspannung in den beübten Körperregionen. PM ist insbesondere für aktive Menschen oder bei innerer Unruhe geeignet.

Das *Autogene Training (AT)* wurde in den 1930iger Jahren von dem Berliner Arzt Johannes H. Schultz entwickelt. Er beobachtete, dass sich zu Beginn einer hypnotischen Trance regelmäßig bestimmte Körperempfindungen entwickeln und leitete daraus die klassischen AT-Entspannungsformeln ab. Mittels derer werden körperliche Phänomene wie Wärme, Schwere und gleichmäßige Atmung, die sich bei Entspannung unwillkürlich einstellen, willentlich hervorgerufen, indem der Übende sich auf entsprechende formelhafte Leitsätze konzentriert.
Ruhe ergibt sich dabei aus der zunehmenden Orientierung nach innen. Eine AT-Formel lautet z.B. »Ich bin ganz ruhig, gelöst und entspannt«. Die muskuläre Entspannung führt zu einer verbesserten Durchblutung, was oft als wohlige Schwere und Wärme empfunden wird.
Fortgeschrittene AT-Anwender können mit Phantasiereisen und Visualisierungen fortfahren.

Eine der ältesten Heilmethoden, die *Hypnose*, wurde in vorchristlichen Zeiten oft als Tempelschlaf beschrieben, obgleich sich *Trance* deutlich vom Phänomen Schlaf unterscheidet. Fast alle Menschen kennen die sog. »Alltagstrancen«, wenn sie z.B. ganz vertieft in ein interessantes Buch o. ä. die äußere Umgebung kaum noch wahrnehmen.
Die moderne Hypnotherapie macht sich diese natürliche menschliche Fähigkeit der Aufmerksamkeitslenkung zunutze, indem mit verschiedenen Techniken eine Trance und damit eine Tiefenentspannung hervorgerufen werden. Sie können solche Entspannungstrancen als Selbsthypnose erlernen oder sich anfangs von einem/r professionell ausgebildeten Hypnotherapeut/in anleiten lassen. Eine entsprechende Therapeutenliste erhalten Sie auf An-

frage über die Deutsche Gesellschaft für Hypnose (DGH) und die Milton Erickson Gesellschaft (MEG), deren Adressen Sie im Anhang dieses Buches finden. Geht das Ziel der Übung über die Tiefenentspannung hinaus, kann in Trance die Bearbeitung von Alltagsproblemen oder die Unterstützung der Krankheits- und/oder Stressbewältigung erfolgen. Diesem hypnotherapeutischen Prozess in Trance liegt der vertrauensvolle Kontakt zwischen den individuellen bewussten und unbewussten Fähigkeiten zugrunde. Bei Schmerzen kann mit Hypnose eine vorübergehende Schmerzunempfindlichkeit erreicht werden. Auch diese Themen können Sie mittels Selbsthypnose oder zusammen mit einem Hypnotherapeuten bzw. einer Hypnotherapeutin bearbeiten.

8.3 Anwendung und Erfolg bei Endometriose

Die beschriebenen Verfahren können die Endometriose nicht heilen. Dennoch erscheint ihr Einsatz auch bei Endometriose sinnvoll, da sie zur Linderung von Schmerzen (z. B. bei der Regelblutung) oder von diffusen Beschwerden im Unterbauch- und/oder im Kreuzbereich eingesetzt werden können.

Langfristig können sowohl durch PM als auch durch AT und Hypnose aufgrund der ganzheitlichen und ausgleichenden Wirkung der Tiefenentspannung auch Nebenwirkungen gelindert werden, wie sie unter Umständen bei einer medikamentösen Endometriosebehandlung auftreten, wie z. B. Hitzewallungen, Kopf- und Gelenkschmerzen, Müdigkeit und Schlafstörungen. Die hypnotherapeutische Arbeit mit einem entsprechend ausgebildeten Therapeuten bzw. einer Therapeutin kann zusätzlich Verbesserungen bei vaginaler Trockenheit und reduziertem sexuellem Verlangen erzielen.

Falls ein operativer Eingriff nötig wird, können Sie die Tiefenentspannung als zusätzliche, psychologische Operationsvorbereitung

nutzen, um zuversichtlich und gelassen zu bleiben. Nach einer
Operation können sich regelmäßige Übungen günstig auf die
Schmerzempfindung, die Stimmung und das Immunsystem aus-
wirken.

Die beschriebenen Verfahren sind in der Regel frei von unerwünschten Nebenwirkungen, erfordern jedoch Ihren aktiven Einsatz und ein zeitliches Engagement. Regelmäßiges tägliches Üben
ist anfangs erforderlich, um später auch in belastenden Situationen positive Effekte zu erreichen. Die ganzheitliche Wirkung der
beschriebenen Entspannungstechniken kann sich um so deutlicher
entfalten, je gesünder die allgemeine Lebensführung gestaltet
wird.

8.4 Weitere Entspannungsmöglichkeiten

Yoga, Qigong, der Feldenkrais-Methode und der Meditation werden ebenfalls entspannende Wirkung zugeschrieben, weshalb sie
hier nicht unerwähnt bleiben sollen. Da diesen jeweils komplexe,
zum Teil spirituelle Ideen zugrunde liegen, können sie hier nur
kurz dargestellt werden:

Yoga ist ein aus Indien stammendes System von Selbsterfahrungs-
übungen, das unter anderem Körper- und Atmungsübungen sowie
Anleitungen zur Meditation enthält.

Qigong ist eine alte chinesische Meditations-, Bewegungs- und At-
mungstechnik mit dem Ziel, das kosmische Qi durch die Atmung
in den Körper zu lenken.

Die *Feldenkrais-Methode* ist ein Lernkonzept, das über das Be-
wusstmachen von Körperfunktionen und Bewegungen Geist und
Körper zu neuen Erfahrungen verhelfen und so die Lebensqualität
verbessern will.

Durch regelmäßige *Meditation* kann der Gemütszustand reguliert, der Geist geschärft und das Selbstvertrauen gestärkt werden. Gleichsam als Nebeneffekt tritt körperliche Entspannung ein.

Die genannten Verfahren können in Kursen erlernt werden; Kontaktadressen finden Sie im Anhang dieses Buches.

9 Reflexzonentherapie am Fuß

9.1 Allgemeines

Die Reflexzonentherapie am Fuß (RZF) hat sich aus alten einfachen Überlieferungen zu einem modernen, vielseitig einsetzbaren Therapeutikum entwickelt. Der amerikanische Arzt W. Fitzgerald beobachtete zu Beginn des letzten Jahrhunderts, dass die Erfahrungen, die Indiostämme aus Mittel- und Nordamerika über viele Generationen mit der Fußbehandlung bei ihren Kranken gemacht hatten, auch auf die Menschen des 20. Jahrhunderts übertragbar sind. Von ihm übernahm Eunice Ingham, eine amerikanische Masseurin, etwa um 1930 die Grundlagen für ihre »Reflexology« genannte Behandlung der Füße, die inzwischen in vielen Ländern vorwiegend zur Eigenbehandlung bekannt ist. Aus diesen Grundlagen entwickelte sich seit 1958 in Deutschland (zunächst in der Praxis von Hanne Marquardt und später in der Lehrstätte für Reflexzonentherapie am Fuß) eine umfassende Therapieform, die seither in vielen Kliniken, Praxen, Rehabilitations- und Gesundheitszentren zum täglichen therapeutischen Angebot gehört.

9.2 Merkmale der Reflexzonentherapie am Fuß

Die RZF zählt zu den Regulationstherapien, die die im Menschen
vorhandene Lebens- und Heilkraft (den »Inneren Arzt« nach Pa-
racelsus) fördern, unterstützen und harmonisieren. Das heißt,
dass mit dieser Methode nicht allein das schmerzhafte Symptom
einer Erkrankung, sondern auch die Hintergründe erfasst werden
können, die zu seiner Entstehung geführt haben. Die RZF ist eine
Be-Hand-lung im eigentlichen Wortsinn. Die Hände sind das Instrument, das gezielt und sensibel den therapeutischen Reiz im
Fußgewebe der Behandelten setzt. Der Schmerz im Allgemeinen,
auch der, der während der RZF ausgelöst wird, ist nicht allein der
Feind, den es zu bekämpfen gilt, sondern vor allem ein »Wegwei-
ser«, der zu den Zonen führt, die behandlungsbedürftig sind.
Jedes Schmerzerlebnis ist für den einzelnen Menschen immer
auch eine deutlich fühlbare Chance, die bestehende Situation zu
verändern. Wie bei jeder Methode, die im Sinne einer Regulation
arbeitet, gibt es auch bei der RZF in der Zeit zwischen zwei Behandlungen typische Reaktionen auf den gesetzten therapeutischen Reiz. Sie sind erwartet und erwünscht, selbst wenn sie
manchmal vorübergehend etwas stören, denn durch sie lässt sich
erkennen, dass der Organismus über genügend Lebenskraft verfügt, sich mit seinen Belastungen zu befassen. Reaktionsphasen
zeigen sich häufig auf folgende Weise: Vermehrte und trübere
Harnausscheidung; vermehrter, teils übel riechender Stuhlgang,
Nachlassen von Blähungen; Säuberung der Nasen/Rachen- und
Unterleibsschleimhäute durch Schnupfen, Auswurf oder Aus-
fluss; abgeschwächtes kurzfristiges Aufflackern alter Krankheiten, die früher nicht ausgeheilt wurden; entspannende Müdigkeit,
erfrischender Schlaf, intensivere Träume. Das z.T. überraschend
schnelle Nachlassen der vorhandenen Beschwerden und Symptome ist jedoch eine der ermutigendsten Reaktionen auf die Behandlung.
Die RZF ist primär ein Therapeutikum und kein Diagnostikum,
da eine belastete Stelle am Fuß zunächst nichts über Ursache, Art

und Dauer der Erkrankung aussagt. Sie führt jedoch zum Wesentlichen einer jeden Therapie: Zur Feststellung, welche Zonen wie
lange und mit welcher Intensität behandelt werden sollten.

9.3 Aspekte zur Behandlung von Patientinnen mit Endometriose

Da Patientinnen mit diesem eindeutigen Krankheitsbild selten den
Weg in Praxen für Physikalische Therapie finden, existieren bis-
lang wenig direkte Erfahrungen mit ihrer Anwendung. Allerdings
suchen seit Jahrzehnten viele Frauen Therapeuten mit Symptomen
auf, wie sie als schmerzhafte Begleiterscheinungen auch bei der
Endometriose bekannt sind. Deshalb ist die Annahme wahrscheinlich, dass Endometriose-Patientinnen durch die RZF eine
deutliche Erleichterung erfahren können. So sind die Behand-
lungsergebnisse überzeugend bei Frauen mit schmerzhafter Regelblutung, Unterleibskrämpfen, zu viel Blutverlust während der Regel, Schmerzen und Bewegungseinschränkungen im unteren
Kreuz, venösen und lymphatischen Stauungen der Beine und des
Beckens sowie bei Schmerzen, die durch Verwachsungen ausgelöst
werden. Genauso können unerwünschte Wirkungen spezifischer
Endometriosemedikamente behandelt werden wie z.B. Kopfschmerzen, Störungen in der Funktion des Verdauungs- und
Harnsystems, emotionale Schwankungen, Hitzewallungen, Schlafstörungen und ausgeprägte Müdigkeit. Es gibt zudem viele positive Erfahrungen mit RZF bei Beschwerden, die nach Operationen
auftreten. Deshalb lässt sich plausibel vermuten, dass auch Frau-
en, die wegen ihrer Endometriose operiert worden sind, gut
ansprechen bei: verzögerter Wundheilung, Narbenschmerzen,
Verarbeitung von Narkosefolgen wie Kreislaufbeschwerden,
Schwierigkeiten bei der Entleerung von Darm und Blase sowie bei
Bewegungseinschränkungen, die durch langes Liegen verursacht

werden. Zusätzlich lässt sich durch die RZF das Hormonsystem
insgesamt erfassen, ebenso wie das Lymph- und vegetative Nervensystem.

9.4 Grundsätzliches zum Aufbau einer RZF-Behandlung

Patientinnen kommen üblicherweise mit einer ärztlichen Verordnung in die Praxis. Die RZF kann für sich allein stehend oder als
Begleittherapie ergänzend angeboten werden. Die Behandlungs-
kosten werden von manchen Privatkassen nach Rückfrage übernommen; die gesetzlichen Kassen erstatten die RZF nur, wenn
ärztlicherseits bestätigt wurde, dass andere Therapien zuvor nicht
das gewünschte Resultat erbracht haben. Zunächst wird ein Erstbefund erstellt, d.h. alle Fußzonen werden mittels bestimmter
Griffe überprüft und die belasteten Zonen in die Befundkarte eingetragen. Abnorme Zonen sind erkennbar an Schmerzen und Zei-
chen der Überreaktion des vegetativen Nervensystems, z.B.
schnell auftretender Handschweiß, Veränderung in der Atem- und
Pulsfrequenz, Verminderung des Speichelflusses. Die Stellen, die
belastet gefunden wurden, beziehen sich sowohl auf die sog.
Symptomzonen, z.B. bei Schmerzen vor und während der Menstruation auf die Zonen von Gebärmutter, Eierstöcken und Eileitern, als auch auf Hintergrundzonen. Bei Patientinnen mit
Unterleibsbeschwerden könnten dies sein: Zonen von unterer Wir-
belsäule, Darm, Blase, Hirnanhangsdrüse (Hypophyse), Sonnen-
geflecht (Geflecht von Nervensträngen im Bauchraum) und Magen. Da der Tastbefund jeweils den augenblicklichen Zustand und
den persönlichen Entstehungshintergrund der Krankheit wider-
spiegelt, kann jede Behandlung auf die individuellen Bedürfnisse
abgestimmt werden. Eine Behandlung dauert etwa 30 Minuten,
die erste länger, da der Erstbefund mehr Zeit erfordert. Üblicher-

weise werden wöchentlich zwei bis drei Behandlungen angeboten.
Die Intervalle können jedoch auch kürzer oder länger sein. In den
dazwischen liegenden Tagen sollten die Reaktionen beobachtet
werden, die die RZF ausgelöst hat, da die Veränderungen im Befinden die Auswahl der Zonen für die nächste Behandlung mitbe-
stimmen. Die Länge einer Serie von RZF-Behandlungen lässt sich
nicht im vorhinein genau festlegen, da jeder Mensch über sein per-
sönliches Maß an Lebens- und Regenerationskraft verfügt, mit
dem er sich individuell seiner Krankheit stellen kann. Somit hängt
das Ergebnis einer Behandlung auch nicht primär vom Namen der
Krankheit, sondern von der Vitalität und Heilkraft der einzelnen
Person ab. Mittelwerte sind sechs bis zehn Sitzungen.
Die Abbildungen erleichtern den Zugang zum Verständnis der
RZF:

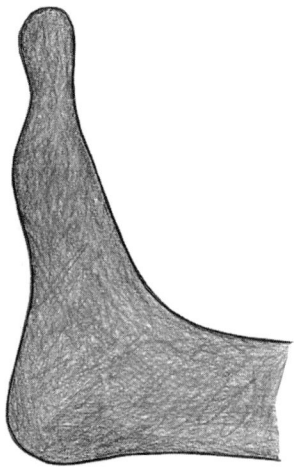

Abbildung 6:
Die Formenähnlichkeit zwischen
einem sitzenden Menschen und
seinem »Mikrosystem« Fuß.

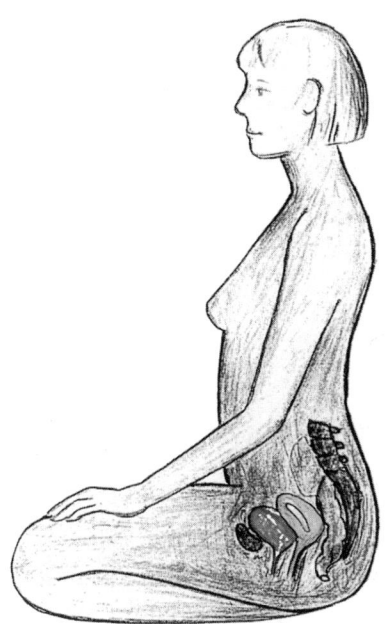

Abbildung 7:
Darstellung der Kleinbecken-
organe bei der sitzenden Frau.

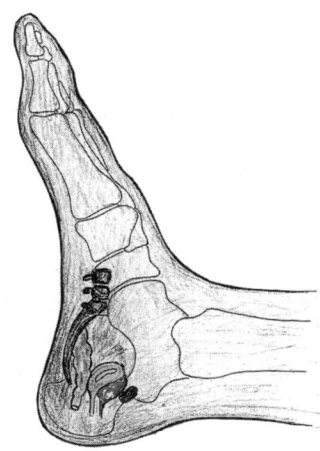

Abbildung 8:
Darstellung der Kleinbecken-
organe in Form von Reflex-
zonen am Fuß.

10 Traditionelle Chinesische Medizin

10.1 Was ist Traditionelle Chinesische Medizin?

Die Traditionelle Chinesische Medizin (TCM) ist eine empirische Medizin mit einer über dreitausend Jahre langen Geschichte. Sie wurde stark von den alten chinesischen Philosophien wie Taoismus und Konfuzianismus beeinflusst und betrachtet den Menschen als *organ*isiertes *Landschaftsgefüge*, in dem die fünf inneren Organfunktionskreise (Herz, Milz, Lunge, Niere und Leber) als maßgebende zentrale *Organ*isation betrachtet werden. Die inneren Organe und andere Körperteile sind durch zahlreiche Energie-Leitbahnen (Meridiane) miteinander verbunden. Organe und Meridiane kann man mit Städten und den sie verbindenden Verkehrswege vergleichen, auf denen *Qi* (Lebensenergie) transportiert wird. *Xue* (Blut) erfüllt den Körper und fließt in diesen Meridianen und Gefäßen, um den Körper zu ernähren und das Leben zu gewährleisten. Dabei wird Xue vom Qi bewegt. Qi muss immer in einem ausgewogenen Verhältnis im Organismus zirkulieren. Zu viel Qi ist genau so schädlich wie zu wenig. Durch verschiedene Krankheitsfaktoren kann der Qi-Fluss gestaut oder das Qi überhaupt geschwächt werden, so dass eine Disharmonie verursacht wird und klinische Krankheitssymptome auftreten. Entsteht in den einzelnen Organen ein Überschuss oder ein Defizit von Qi, kommt es zu einem sog. *Fülle-Syndrom* oder *Mangel-Syndrom*,

welches von den Patientinnen anhand der weiter unten genannten
Kriterien erkannt werden kann.

Ein wichtiges Therapieziel der Chinesischen Medizin ist, den Qi-
Fluss in den Organen und in den Meridianen auszugleichen.
Durch die Behandlung muss ein schwacher Funktionskreis ge-
stärkt und ein Energie-Stau aufgelöst werden.
Zur Behandlung stehen hauptsächlich folgende Methoden zur
Verfügung: Arzneimitteltherapie, Akupunktur, Tui-Na-Massage,
Ernährungslehre, Tai Ji und Qi Gong (eine integrierte Bewe-
gungs-, Atmungs- und Meditationsübung).
In diesem Beitrag wird hauptsächlich die Akupunktur vorgestellt.
Bei dieser Methode wird mit feinen Nadeln an bestimmten Stellen
des Körpers auf den Fluss des Qi in den Meridianen eingewirkt.
Diese Stellen werden in der chinesischen Sprache als *Shu Xue*
(Einfluss-Öffnung) bezeichnet, in den europäischen Sprachen werden sie Akupunkturpunkte genannt. Durch das Nadeln der Akupunkturpunkte verändert sich der Qi-Fluss sowohl im betreffenden Meridian als auch im entsprechenden Organ, so dass das Qi
ausgeglichen und die körpereigenen Selbstheilungskräfte aktiviert
werden.

Allgemein gilt folgende Behandlungsstrategie:
Eine Akupunkturbehandlung erfolgt üblicherweise einmal in der
Woche und dauert in der Regel 20–30 Minuten. Die Patientin sollte in bequemer Kleidung und liegend akupunktiert werden. Je
nach Fülle- oder Mangel-Syndrom wird eine unterschiedliche Na-
deltechnik angewandt: eine ergänzende oder stärkende Technik
beim Mangel-Syndrom und eine zerstreuende bzw. ausleitende
Methode beim Fülle-Syndrom. Viele Symptome, die an den Zyklus gekoppelt sind, wie Menstruationsschmerzen, Kopfschmerz
oder Migräne etc. werden zyklisch behandelt, d.h. eine Woche vor
der Regel wird die Behandlung auf mindesten zweimal in der Woche intensiviert.
Eine Akupunkturbehandlung sollte durch einen Arzt durchgeführt
werden, der in der Traditionellen Chinesischen Medizin ausgebil-

det wurde. Um Adressen von TCM-Ärzten zu erhalten, können
Sie bei der Ärztekammer anrufen oder sich an die großen Aku-
punktur-Gesellschaften wenden, die im Anhang des Buches aufge-
führt sind.

10.2 Wie sieht die TCM die Endometriose?

Die Traditionelle Chinesische Medizin kennt den Begriff »Endometriose« nicht, sondern nur deren klinische Symptome. Ihre Ein-
ordnung in das Krankheitsverständnis geschieht nach funktionellen und symptomatischen Kriterien. Zahlreiche klinische Studien
haben gezeigt, dass die Beschwerden einer leichten Form der Endometriose mithilfe der TCM gelindert oder sogar beseitigt werden können. In schweren Fällen kann die TCM die schulmedizini-
sche Behandlung unterstützen und deren Nebenwirkungen wie
Kopfschmerzen, Übelkeit oder Hormonausfallsbeschwerden lindern.
Gemäß der TCM wird die Endometriose mit folgenden Disharmo-
nien in Verbindung gebracht:

1. *Einer Schwäche im Organfunktionskreis »Niere«*
   Diese entsteht meistens nach schweren Krankheiten oder un-
   physiologischen Lebenswandel mit Überarbeitung, zahlreichen
   Geburten, sexuellen Exzessen etc. Dadurch kann die Gebärmutter nicht ausreichend von Qi und Xue ernährt werden.
2. *Einem Xue-Stau*
   Schleimbelastung durch Fehlernährung oder eine Stagnation
   der Qi-Energie im Organfunktionskreis »Leber« (z.B. infolge
   emotioneller Disharmonie) führen zu einer Xue-Stase und somit zu einem Fülle-Zustand. Hiervon können die Meridiane im
   Unterbauch und im Bereich der Gebärmutter betroffen sein.

Diese beide Faktoren können zu Dysmenorrhoe, unregelmäßiger
Menstruation, Schmerzen vor der Menstruation, zyklischen und

permanenten Schmerzen im Becken und beim Geschlechtsverkehr führen. Deshalb besteht das Haupttherapieprinzip bei Endometriose darin, die Nieren zu stärken, das Blut zu bewegen und den Stau zu beseitigen.

10.3 Wie wird die Endometriose durch TCM behandelt?

Zu Beginn einer TCM-Behandlung stehen ein Gespräch mit der Patientin und eine Untersuchung, wozu auch die Zungen- und Puls-Diagnostik gehören. Danach kann der TCM-Arzt die Symptome genau differenzieren und die Behandlung planen. Der Behandlungsansatz besteht u.a. darin, die Leitsymptome Dysmenorrhoe, persistierende Unterbauch- oder Rückenschmerzen, unregelmäßige Menstruation und Unfruchtbarkeit zu bessern oder zu heilen. Stark vereinfacht lassen sich die klinischen Symptome nach dem o.g. Fülle- und Mangel-Prinzip folgendermaßen einteilen und behandeln.

Fülle-Syndrom
Kriterien sind eine kräftige Körperkonstitution, eine laute und klare Stimme, stärkeres Schmerzempfinden zu Beginn der Periode mit Abneigung gegen Berührungen am Bauch, Völlegefühl, unregelmäßige Blutungen mit vielen Klumpen, verdickter Belag auf der normal gefärbten Zunge und ein kräftiger Puls.
Bei der Therapie soll der Qi-Fluss gefördert und ein eventueller Qi-Stau gelöst werden. Folgende Akupunkturpunkte stehen zur Auswahl: Le2, Gb34, Mi8, Ren12, Ren3, Mi 15, Ex-Zi Gong.
Bei Regelschmerzen empfehlen sich zwei Behandlungen in der Woche direkt vor der Periode. Bei chronischen Beschwerden ist eine längerfristige Therapie mit mindestens einer Behandlung pro Woche angezeigt.

Mangel-Syndrom
Anzeichen sind eine schwache Körperkonstitution, starke Müdigkeit, leise Stimme, Kurzatmigkeit, diffuser und dumpfer Schmerz,
der sich durch Druck bessert, meist am Ende der Periode auftretender Regelschmerz, chronische Rückenschmerzen, müder Rücken und schwache Knie, Libidoabnahme, blasse Zunge und ein
schwacher Puls.
In der Therapie sollen das Qi und das Xue gestärkt werden, wobei
sich folgende Akupunkturpunkte anbieten: Ren4, Ren6, Ma25,
Ma36, Mi6, Le8.

Zusätzliche Symptome
Bei starken Rückenschmerzen kann zusätzlich eine symptomori-
entierte Behandlung erfolgen, bei der statt der Bauchpunkte die
Rückenpunkte Bl23, Bl25, Du4 und die Ashi-Punkte (lokale
Schmerzpunkte) genadelt werden; bei Schlafstörung können die
Punkte He7, Pe6 und Du20 hinzugefügt werden.
Eine Unfruchtbarkeit bei Endometriose kann in einigen Fällen
bereits durch die Behandlung der besprochenen Symptome wie
Dysmenorrhoe und unregelmäßige Blutungen behoben werden.
Gelingt dies nicht, kann von einem erfahrenen TCM-Arzt eine dif-
ferenzierte Unfruchtbarkeitsabklärung und -behandlung vorge-
nommen werden, zu der auch andere Therapiemethoden gehören
wie z.B. die traditionelle chinesische Arzneimitteltherapie.

10.4 Kann man die TCM bei einer schulmedizini-
schen Behandlung zusätzlich einsetzen?

Die TCM kann sowohl zur Unterstützung der schulmedizinischen
Therapie als auch zur Linderung der Nebenwirkungen schulmedi-
zinischer Präparate eingesetzt werden.
Kopf- und Brustschmerzen, die als Nebenwirkungen auftreten
können, lassen sich nach klinischer Erfahrung sehr gut durch

Akupunktur behandeln. Bei Kopfschmerzen werden zur symptomatischen Behandlung die Punkte Gb21, Du20, Ex-Tai Yang, Ex-
Yin Tang, Di4, Sj5 genadelt; bei Brustschmerzen Ren 17, Le14,
Ma18, Ga34, Ma36. Die Behandlung wird durchschnittlich ein-
bis zweimal pro Woche während eines Zeitraumes von fünf bis
zehn Wochen durchgeführt. Tritt keine deutliche Besserung ein,
empfiehlt sich eine genaue TCM-Diagnostik.
Die Behandlung einer eventuell aufgetretenen Gewichtzunahme ist
dagegen schwieriger. Die Akupunkturbehandlung wird meist mit
Unterstützung einer Ernährungsberatung und angemessener
Sporttätigkeit durchgeführt. Hierzu empfiehlt sich eine spezielle
Beratung durch einen erfahrenen TCM-Arzt.
Klimakterische Symptome wie Hitzewallungen, Schweißausbrüche, trockene Schleimhäute und eine Verkleinerung der Brüste
können bei Vorliegen einer trockenen und roten Zunge sowie einem dünnen Puls in Verbindung gebracht werden mit einem Man-
gel im Organfunktionskreis »Niere«. Hier ist sowohl eine Aku-
punktur- als auch eine Arzneimittel-Behandlung hilfreich. Die zu
empfehlenden Akupunkturpunkte sind: Le3, Ni6, Ni7, Bl23,
Ren4 und He6.

10.5 Welches Verhalten empfiehlt die TCM im täglichen Leben?

Zur Vorbeugung der Dysmenorrhoe und Unterbauchschmerzen
ist die psychische Einstellung wesentlich, denn sowohl die Dysmenorrhoe wie auch die chronischen Unterbauchschmerzen sind gut
zu behandeln. Deshalb brauchen keine Ängste aufzukommen. Das
ängstliche Erwarten der Periode hingegen führt zu einer Qi-
Stagnation im Organfunktionskreis »Leber«, die das Schmerzempfinden verstärkt. Insgesamt wirkt sich eine Harmonisierung
der Gefühlswelt wie auch der äußeren Lebensumstände positiv
aus. Vermeiden Sie während der Menstruation Stress und Überan-

strengung, Kontakt mit kaltem Wasser (bei Duschen oder Schwimmen), kalte Getränke, kalte Gerichte und scharfes Essen. Geschlechtsverkehr sollte nicht oder nur eingeschränkt stattfinden.
Zur Vorbeugung unregelmäßiger Blutungen sollten Sie scharfe Nahrungsmittel wie z.b. Pfeffer, Senf, Zimt oder Ingwer vermeiden, damit keine weitere Hitze erzeugt wird. Starke oder unregelmäßige Blutungen führen oft zu körperlicher Schwäche. Durch nahrhaftes Essen wie z.b. Hühnersuppe können Sie der Schwäche entgegenwirken sowie Qi und Xue ergänzen. Vermeiden Sie schwere körperliche Arbeit oder übermäßige sportliche Betätigung. Halten Sie regelmäßige Ruhe- und Arbeitszeiten sowie Mahlzeiten ein. Ein gesunder Lebensrhythmus hilft den normalen Zyklus wieder herzustellen.

11 Homöopathie

11.1 Einleitung

Vor einer Behandlung eines Kranken muss der Arzt zunächst entscheiden, ob der Patient bzw. die Patientin homöopathisch behandelt werden kann. Ferner ist zu klären, ob es sich um eine akute
oder chronische Krankheit handelt. Die Endometriose ist aufgrund der Art ihres Erscheinungsbildes und den zahlreichen, teils
schweren und in jedem Zyklusablauf sich wiederholenden Beschwerden als chronische Krankheit zu bezeichnen. Die Frage, ob
also die Endometriose homöopathisch behandelbar ist, kann mit
guter Erfolgsaussicht ganz eindeutig mit »Ja« beantwortet werden. Sogar eine Wiederherstellung der Unversehrtheit (Restitutio
ad integrum), also ein völliges Verschwinden der Wucherungen
sowie die Aufhebung der mit der Endometriose häufig verbundenen Unfruchtbarkeit, erscheint durchaus möglich. Auch bei Patientinnen, bei denen nach üblicher konventioneller Behandlung
(Gestagene, Danazol, GnRH-Analoga und/oder Operation) oft
keine Endometrioseherde mehr nachweisbar sind, die aber dennoch unter endometrioseartigen Beschwerden noch oder wieder
leiden, ist eine homöopathische Behandlung durchaus erfolgversprechend.

Es ist von größter Wichtigkeit, dass sich die Endometriose-Patientin an einen verantwortungsbewussten und erfahrenen homöopathischen (Fach-)Arzt wendet, der die Homöopathie Hahnemanns, manchmal auch klassische oder genuine Homöopathie genannt, praktiziert. Niemals kann eine solch schwierige und chronische Erkrankung wie die Endometriose durch die sog.»Komplex-Homöopathie« oder andere Pseudo-Homöopathie-Verfahren dauerhaft und erfolgreich behandelt werden, da die so genannte Komplex-Homöopathie das wichtigste homöopathische Grundprinzip »Heilen durch Ähnlichkeit« völlig außer Acht lässt.
Im Folgenden sollen die Grundzüge der Hahnemannschen Homöopathie beschrieben werden.

11.2 Grundlagen der Homöopathie

Christian Friedrich Samuel Hahnemann, Arzt, Chemiker und Pharmazeut, entwickelte bis zur Mitte des 19. Jahrhunderts die noch heute gültigen Grundprinzipien der Homöopathie. Der Begriff Homöopathie leitet sich vom Altgriechischen her: homoios = ähnlich, pathos = Leiden. Darin kommt das wichtigste Grundprinzip der Homöopathie zum Ausdruck: Ähnliches soll durch Ähnliches geheilt werden. Hahnemann fand heraus, dass man Erkrankungen sanft, schnell, sicher und dauerhaft heilen kann, wenn man eine Arznei verabreicht, die selbst ein ähnliches Leiden hervorrufen kann. Er hat dieses bereits von Hippokrates aufgestellte Prinzip systematisch zu einem methodisch stimmigen Behandlungsverfahren ausgebaut.
Frei wiedergegeben definierte Hahnemann Gesundheit bzw. Krankheit folgendermaßen:
In einem gesunden Menschen waltet die geistartige Lebenskraft uneingeschränkt, sie belebt den Körper und sorgt für harmonische Empfindungen und Funktionen in allen Bereichen des Organismus. Bei einer Erkrankung hingegen stört ein krankmachendes

Agens die geistige Lebenskraft. Sie ist dadurch verstimmt und ruft nun ihrerseits Missempfindungen und Fehlfunktionen in Körper, Seele und Geist hervor. Die Lebenskraft selbst ist unsichtbar, kann aber anhand ihrer Wirkung auf den Organismus erfasst werden. Durch die Missempfindungen und Fehlfunktionen des Organismus (das heißt durch die hervorgerufenen Krankheitssymptome) zeigt die Lebenskraft dem betreffendem Menschen und dem Arzt ihre Störung bzw. Verstimmung an.

Dem Arzt kommt die Aufgabe zu, die jeweiligen Symptome einer Erkrankung gänzlich zu erfassen, die zur Verfügung stehenden Arzneimittel zu kennen und diejenige Arznei auszuwählen, die für die festgestellten Krankheitssymptome die am meisten ähnlichste ist. Neben der Wahl des optimalen Heilmittels muss er genau die erforderliche Zubereitung des Heilmittels, seine notwendige Menge und die richtige Einnahmewiederholung festlegen, um eine dauerhafte Genesung zu erreichen.

11.3 Das Krankenexamen

In der Praxis beginnt der homöopathische Arzt mit der Fallaufnahme, indem er den *Spontanbericht* (d.h. die vorgetragenen Beschwerden) der Patientin aufzeichnet und dann im *gelenkten Bericht* weitere und genauere Informationen zur Erkrankung herauszufinden versucht, auch die homöopathische Anamnese genannt. Hahnemann war der Erste, der eine genaue Anamnesetechnik und Krankheitsaufzeichnung in die Medizin eingeführt hat. Er beschrieb auch genau, was bei der Behandlung von Frauen von besonderer Bedeutung ist und welche Einzelheiten der Arzt zu erfragen hat.

Dem mündlichen Krankenexamen folgt die körperliche Untersuchung, die im Falle einer Endometriose selbstverständlich auch eine gynäkologische Untersuchung mit einschließt. Alle modernen technischen Untersuchungsmöglichkeiten wie Labor, Ultraschall-

untersuchungen, Kernspintomographie, Bauchspiegelung usw.
werden je nach Bedarf durchgeführt bzw. veranlasst. Zusätzlich ist
die Einsichtnahme in mitgebrachte Befunde wichtiger ergänzender
Bestandteil der Fallaufnahme. Danach stellt der homöopathische
Arzt die *Diagnose(n)* und die *Prognose*. Jetzt erfolgt die eigentli-
che Fallbearbeitung, deren Ziel die Auffindung der passenden homöopathischen Arznei ist. Es müssen in der Fallaufnahme alle
»bedeutungsvollsten Momente aus der ganzen Krankheits-Ge-
schichte unter Mithinsicht auf ein etwaniges Miasm« also die Gesamtheit der Symptome enthalten sein.

Die Fallbearbeitung durchläuft folgende Schritte:

1. Sichtung der homöopathischen Symptome aus Krankenexamen und Befunden
2. Ordnung, Wertung und Hierarchisierung der Symptome in
   I.   §-153-Symptome, also die auffallenderen, sonderlichen,
        ungewöhnlichen und eigenheitlichen (charakteristischen)
        Zeichen und Symptome
   II. Geistes- und Gemütssymptome
   III. Allgemeinsymptome
   IV. Causa/Auslösung
   V.   Lokalsymptome
3. Repertorisation der geordneten, gewerteten und hierarchisier-
   ten Symptome nach obiger Ordnung I–V. Dabei kommen einige wenige homöopathische Arzneien in die engere Wahl, im besonders günstigen Fall eine oder zwei.
4. Materia medica: Vergleich und Arzneidifferenzialdiagnose unter Zuhilfenahme der §§ 211 und 212 (Geistes- und Gemütszustand)
5. Verlaufsbeobachtung, insbesondere der Reaktionen des Organismus nach der Arzneigabe

11.4 Die Behandlung

Prinzipiell wird immer nur eine einzige Arznei gewählt und verabreicht. In sehr seltenen Fällen ist die Gabe von zwei Arzneien direkt zusammen oder im Wechsel sinnvoll und praktikabel, woran eine regelrecht durchgeführte homöopathische Heilweise bzw. Behandlung zu erkennen ist. Indem sich der Arzt auf diese intensive und zeitaufwendige Erarbeitung der Krankheitssymptome in ihrer Gesamtheit einlässt und die Arzneiwahl auf diese Weise durchführt, erweist er sich nach Hahnemann als echter Homöopath und »Heilkünstler«.

Nach der Verabreichung der Arznei muss der Arzt beobachten, beurteilen und daraus seine Schlüsse ziehen, wobei er die gleiche Sorgfalt und Verantwortung zeigen muss wie bei der Fallbearbeitung.

Als wichtige Regel gilt, dass keine weitere Arzneigabe verordnet und keine Änderung erfolgen soll, solange bei der Patientin die Besserung anhält. Diese kann, je nach verwendeter Potenzart und Potenzhöhe, durchaus Wochen oder Monate andauern. Erst nach genauer Analyse der Veränderungen sowie Reaktionen auf die gegebene Arznei und nach Stillstand des Heilungsprozesses kommt eine Wiederholung der gleichen oder die Gabe einer anderen, zweiten Arznei in Betracht. Auch wenn die homöopathische Arznei gut gewählt wurde, kann es zunächst zu einer Erstreaktion oder homöopathischen Verschlimmerung kommen, d.h. es können sich einige oder mehrere Symptome und Beschwerden der Patientin vorübergehend verschlechtern.

Bei der Endometriose können sich z.B. die Schmerzen vor und bei der Regelblutung direkt nach Arzneigabe wesentlich verstärken, sind aber meist schon bei der darauffolgenden Blutung deutlich geringer. Trotz der Erstverschlimmerung sind aber regelmäßig das Allgemeinbefinden und die psychische Verfassung deutlich gehoben. Die fortschreitende Besserung folgt dem *Heringschen Gesetz* entsprechend von oben nach unten, von innen nach außen und in der umgekehrten zeitlichen Abfolge, in der die Krankheitssymptome aufgetreten sind. Daran können Arzt und Patientin eindeutig erkennen, dass der eintretende dynamische Heilungsprozess aufgrund der Wirkung der homöopathischen Arznei eintritt und nicht einer zufälligen Besserung entspricht.

Allerdings soll hier auch erwähnt werden, dass der Arzt mit seinen Therapiebemühungen nicht immer erfolgreich sein kann, was bei der Homöopathie meist nicht an der Methode selbst, sondern daran liegt, dass der behandelnde Arzt nicht den Zugang zum individuellen Kranksein und zum subjektiven Leiden der Patientin gefunden hat. Dennoch ist die Homöopathie bei akuten und besonders bei schweren chronischen Krankheiten wie der Endometriose ein bewährtes Therapieverfahren, »das als eines der wenigen Spezialgebiete der Medizin keine Nachteile, sondern nur Vorteile mit sich bringt« (Yehudi Menuhin).

Die Therapieweise der Homöopathie geht ganz individuell vor und stellt jede einzelne Kranke als Gesamtperson – nicht die Diagnose – in den Mittelpunkt. Sie erweist sich auch bei der Endometriose als mögliche und sinnvolle Therapieform und vermag die Endometriose zur Ausheilung zu bringen. Sie hat noch nie Arzneischäden oder schwere Nebenwirkungen hervorgerufen, so dass auch Schwangere und Säuglinge homöopathisch behandelt werden können. Die passende Arznei spricht die Selbstheilungskräfte des Organismus an, stimuliert, ordnet und harmonisiert sie.

Nachdem von den auffallenden, sonderlichen, ungewöhnlichen und charakteristischen Symptomen ausgegangen worden ist, direkte Verbindungslinien zu den Arzneimittelprüfungssymptomen gezogen und die passende homöopathische Arznei verabreicht wurde, zeigt der kranke Mensch eine Antwortreaktion auf diese Arznei; er wird zum Responder. Im Falle der Endometriose bessern sich zunächst die Schmerzen während der Menstruation, die Schmerzen im Bauch und Rücken sowie die Schmerzen bei der Blasen- und Darmentleerung. Gleichzeitig steigert sich das Allgemeinbefinden; der psychische Zustand hebt sich und wird ausgeglichener. Die Monatsblutungen werden normalisiert. Endometriosezysten- und Wucherungen werden vollständig zur Rückbildung gebracht, lokale Entzündungsreaktionen werden behoben und Verwachsungen können ganz verschwinden oder wenigstens die von ihnen verursachten Beschwerden. Selbst die mit der Endometriose häufig verbundene Unfruchtbarkeit kann prinzipiell behoben werden. Sofern nicht irreparable und irreversible anatomisch-pathologische Defekte entstanden sind, kann eine völlige Unversehrtheit wiederhergestellt werden. Auch wenn bei einer Patientin nach üblicher konventioneller Behandlung (Gestagene, Danazol, GnRH-Analoga und/oder Operation) keine Endometrioseherde mehr nachweisbar sind, aber dennoch die typischen Beschwerden bestehen, ist eine homöopathische Behandlung durchaus erfolgversprechend.

»Die sanfte Macht ist groß!« (C. HERING).

11.5 Schlussbemerkungen

Da die Homöopathie eine ganz individuelle und personenbezogene Therapieweise ist, kann die Behandlungsdauer sehr unterschiedlich sein. Bei der Endometriose muss man wie bei anderen chronischen Erkrankungen wie Neurodermitis, Rheuma, Migräne, Geschwulstleiden usf. eine sich über Monate und Jahre hinerstreckende Behandlungszeit annehmen. Je nach Vitalität und Lebenskraft der einzelnen Patientin verläuft der Heilprozess kürzer oder länger. So ist in der Regel bei Kindern mit noch guter Vitalität der Verlauf deutlich schneller als bei multimorbiden und in der Lebenskraft schon deutlich geschwächten erwachsenen Personen. Jedoch können dann mit dem Fortschreiten der Besserung die Arztkontakte in immer größere Abstände gespreizt werden.

Am Anfang erfordert eine sorgfältige Behandlung sehr viel Zeit. Die Fallaufnahme dauert nicht selten zwei und mehr Stunden (ohne die sonst noch nötigen Untersuchungen). Nur einige der gesetzlichen Krankenkassen erstatten derzeit – im Rahmen einer vorläufigen Regelung – ein einigermaßen angemessenes Honorar. Daher ist der behandelnde Arzt meist gezwungen, die homöopathischen Leistungen nach GOÄ (d.h. privat) zu berechnen.

12 Soziale Aspekte und Selbsthilfegruppen

Die sozialen Aspekte der Endometriose sind sehr vielfältig und unterschiedlich. Sie umfassend darzustellen, würde den Rahmen dieses Ratgebers sprengen, weswegen die eine oder andere Frage offen bleiben muss.

12.1 Sexualität und Partnerschaft

Die Endometriose steht für die betroffenen Frauen meist in engem Zusammenhang mit der eigenen Weiblichkeit. Das Problem der Unfruchtbarkeit, Schmerzen beim Geschlechtsverkehr und die möglicherweise daraus resultierende sexuelle Unlust. Der Verlust ihres Selbstwertgefühls und Schuldgefühle ihren Partnern gegenüber auf der einen Seite und die Hilflosigkeit der Partner angesichts der Schmerzen und der Verzweiflung ihrer Frauen auf der anderen Seite können Spannungen in der Partnerschaft hervorrufen, die bis zu beiderseitigen depressiven und aggressiven Reaktionen führen können. Die Paare schaffen es häufig nicht mehr, aus eigenem Antrieb in konstruktiven Gesprächen ihre Probleme zu lösen. In diesem Fall gibt es verschiedene Hilfsangebote.

Ehe- und Familienberatungen werden hauptsächlich von kirchlichen Trägern wie Diakonisches Werk und Caritas angeboten, wobei die Konfession der Betroffenen unerheblich ist. Die Beratungsstellen findet man im Telefonbuch bzw. über die Telefonauskunft oder oftmals auch in den örtlichen Gemeindezeitungen. Sie können sich dort gemeinsam oder alleine Rat und Hilfe holen. Bei einigen Beratungsstellen muss die Hilfe selbst erstattet werden, wobei die Kosten individuell nach den finanziellen Mitteln der Hilfe suchenden festlegt wird.

Die Kosten einer *Psychotherapie als Einzel- oder Paartherapie* werden von den Krankenkassen auf Antrag übernommen, wenn von einem Arzt oder einem Psychologen, die von den Krankenkassen die Psychotherapeuten-Anerkennung haben, attestiert wurde, dass unbewältigte Konflikte zu einer Störung der Erlebnisfähigkeit und der sozialen Beziehungen führen. Generell gilt, dass der Betroffene vor Antragstellung auf Psychotherapie, bei einem von der Kasse zugelassenen (ärztlichen oder psychologischen) Psychotherapeuten seiner Wahl die Möglichkeit hat, fünf Probesitzungen zu absolvieren. Erst danach, wenn Therapeut und Klient/Klienten feststellen, dass sie gut zusammenarbeiten können, wird bei der Krankenkasse ein Antrag über Art und Umfang der Therapie gestellt. Leistungen durch die privaten Krankenkassen sind individuell zu erfragen.

12.2 Kinderlosigkeit

Die Kosten der *künstlichen Befruchtung* werden von den gesetzlichen Krankenkassen für die *In vitro fertilisation* (IVF) und für die hormonelle Stimulation der Frau übernommen, sofern vom Arzt attestiert wurde, dass eine hinreichende Chance auf eine Schwangerschaft besteht. Bevor eine künstliche Befruchtung stattfindet, muss das Paar sich von einem unabhängigem Arzt über die medizinischen und psychosozialen Aspekte beraten lassen. Darüber hinaus muss das Paar verheiratet sein, und es darf nur das Sperma des Ehemannes verwendet werden. Bei der IVF werden vier Behandlungszyklen von der Krankenkasse getragen, bei der Insemination mit hormoneller Stimulation der Frau werden nach sechs erfolglosen Behandlungen die Kosten eingestellt. Bei den privaten Krankenkassen ist die Kostenübernahme im Einzelnen zu erfragen, da die Tarife individuell geregelt sind. Diese orientieren sich oftmals an den Regelungen der gesetzlichen Kassen. Die Möglichkeit einer Leihmutterschaft wird durch das Embryonenschutzgesetz in Deutschland ausgeschlossen.

Adoption bedeutet die rechtlich wirksame Integration eines fremden Kindes, das durch den Beschluss des Vormundschaftsgerichtes den vollen Status eines leiblichen Kindes erhält. Das adoptionswillige Paar wird durch die Adoptionsvermittlungsstelle des örtlichen Jugendamtes sorgfältig geprüft und ausgewählt. Ist die Prüfung positiv ausgefallen, kommen die zukünftigen Eltern auf eine Warteliste. Sie ist oft so lang, dass es Jahre dauern kann, bis es zu einer Adoption kommt, ganz besonders, wenn man auf einen Säugling fixiert ist.

12.3 Arbeitsunfähigkeit

Oft wiederkehrende Arbeitsunfähigkeit forciert die Ängste vor Verlust des Arbeitsplatzes oder finanziellen Einbußen. Falls eine Kündigung wegen Krankheit erfolgt, können Sie Klage beim Arbeitsgericht einreichen, die in solchen Fällen sehr hohe Maßstäbe anlegen, bevor diese Kündigungen rechtskräftig werden. Wenn ein Prozess verloren wird, gibt es für Geringverdienende Unterstützung durch die Prozesskostenhilfe. Rechtsanwälte informieren darüber und leisten Hilfe bei der Antragstellung.

Bei einer Arbeitsunfähigkeit bekommen Sie in der Regel sechs Wochen lang Lohnfortzahlung vom Arbeitgeber. Danach erhalten Sie Krankengeld, welches von der Krankenkasse gezahlt wird. Die Höhe des Krankengeldes beträgt 70 % des Nettoeinkommens. Anspruch auf Krankengeld besteht grundsätzlich für die Dauer der Arbeitsunfähigkeit. Innerhalb eines Zeitraumes von drei Jahren erhält man Krankengeld aufgrund derselben Erkrankung jedoch längstens für 78 Wochen. Auch während eines Arbeitsversuches, bei dem man stundenweise arbeitet (stufenweise Wiedereingliederung), wird weiterhin Krankengeld gezahlt. Wer nach diesem Zeitraum nicht wieder arbeiten kann, sollte eine Erwerbsunfähigkeitsrente beantragen. Andernfalls kündigt die Krankenkasse das Versicherungsverhältnis und stellt die Krankengeldzahlung ein. Vorher kann die Krankenkasse mit Unterstützung eines ärztlichen Gutachtens ihr Mitglied auffordern, binnen zehn Wochen einen Antrag auf Rehabilitation zu stellen, um so eventuell die Erwerbsfähigkeit wiederherzustellen. Eine Erwerbsunfähigkeitsrente erhält allerdings erst derjenige, der mindestens fünf Jahre Rentenversicherungsbeiträge gezahlt hat.

12.4 Rehabilitation

Eine Rehabilitation beinhaltet verschiedene Maßnahmen, um die Gesundheit wiederherzustellen. Diese können sich von einem stationären medizinischen Heilverfahren bis zu einer beruflichen Rehabilitation erstrecken.

Eine Rehabilitation als *stationäre Heilbehandlung* wird über die Krankenkassen oder zuständigen Rentenversicherungsträger (BfA oder LVA) beantragt. Der Antrag über die Krankenkasse erfolgt, wenn die Betroffene entweder berentet ist oder weniger als 60 Monate rentenversicherungspflichtig gearbeitet hat und ledig ist.

Bei Verheirateten werden die Kosten vom Rentenversicherungsträger des Ehemannes übernommen, sofern dieser Arbeitnehmer ist. Der Rentenversicherungsträger der Betroffenen ist zuständig, wenn sie noch im Berufsleben steht oder mindestens 60 Monate Beiträge in die Rentenversicherung gezahlt hat oder wenn sie innerhalb eines Zweijahreszeitraums sechs Monate zusammenhängende Pflichtbeiträge nachweisen kann. Die Formulare zur Beantragung erhalten Sie über die Krankenkasse oder direkt beim Rentenversicherungsträger. Die Regeldauer einer stationären Heilbehandlung beträgt drei bis vier Wochen, die bei Bedarf verlängert werden kann. Eine Wiederholungsbehandlung wird in der Regel nur alle vier Jahre gewährt. Das vorangegangene Krankengeld wird für den Zeitraum des stationären Heilverfahrens durch das Übergangsgeld (mindestens 68 % des Nettogehalts) vom Rentenversicherungsträger ersetzt. Für den stationären Aufenthalt besteht für längstens 42 Tage eine Zuzahlungspflicht. Der Betrag ist nach dem Gehalt gestaffelt, jedoch maximal 9,– € pro Tag (alte und neue Bundesländer). Liegt das Nettoeinkommen pro Person unter 938,– € bzw. bei Ehepartnern unter 1 289,75 €, besteht keine Zuzahlungspflicht. Bei weiteren Fragen zur medizinischen Rehabilitation wenden Sie sich an den Arbeitskreis Gesundheit (Adresse siehe Anhang).

Eine Rehabilitation als *Anschlussheilbehandlung (AHB) mit Kostenübernahme* kann nur nach einem stationären Aufenthalt in einer Akutklinik aufgrund einer besonderen Schwere der Erkrankung durchgeführt werden. Der Sozialdienst der Klinik leitet die AHB ein und erledigt alle weiteren Formalitäten.

Berufliche Rehabilitation: Wenn Sie Ihren Beruf nur unter Schmerzen oder gar nicht mehr ausüben können, bewilligt der Rentenversicherungsträger Maßnahmen, in denen neue Berufswege eröffnet werden. Hierfür gibt es speziell ausgebildete Berufsberater, die bei den örtlichen Arbeitsämtern angestellt sind und Auskunft über versicherungsrechtliche Voraussetzungen, wie auch über Leistungen der beruflichen Rehabilitation geben.

12.5 Schwerbehindertenausweis

Einen Schwerbehindertenausweis kann jeder beantragen, bei dem ein gesundheitlicher Schaden vorliegt, der nicht nur vorübergehend zu funktionellen Einschränkungen führt. Der Antrag wird beim Amt für Soziale Angelegenheiten gestellt, das per Aktenlage entscheidet, ob überhaupt bzw. welcher Grad der Behinderung (GdB) dem Antragsteller zuerkannt wird. Bei einem GdB ab 50 % wird ein Ausweis ausgestellt, der u. a. mit fünf Tagen mehr Urlaub im Jahr, besonderen Kündigungsschutz und steuerlichen Erleichterungen verbunden ist. Bei der Arbeitssuche können sich jedoch Nachteile ergeben. Detaillierte Informationen zum Schwerbehindertenausweis erteilt der Bürger-Service bei den Ämtern für Soziale Angelegenheiten.

12.6 Kostenübernahme einer Alternativtherapie

Alternative Heilmethoden sind nicht Bestandteil des Leistungskataloges der gesetzlichen Krankenkassen. Die Kostenerstattung ist in Ausnahmefällen möglich, wenn eine hinreichende Begründung vorliegt. Hilfreich für eine Begründung können Belege über die Wirkung der Therapie sein, z. B. wissenschaftliche Studien, Fallzahlen, bei denen die Therapie zum Erfolg führte oder der Nachweis darüber, dass aus medizinischer Sicht alle bisherigen Therapien erfolglos waren. Die privaten Kassen richten sich nach ihren tariflichen Verträgen, die Alternativtherapien beinhalten können.

12.7 Selbsthilfegruppen

Ziel von Selbsthilfegruppen ist es, eigene und gemeinsame Konflikte in intensiven und offenen Gesprächen zu bearbeiten, um so aus eigener Kraft zu einer Problemlösung bzw. -bewältigung beizutragen. Wichtigstes Merkmal einer Selbsthilfegruppe ist das Handeln in eigener Sache, ohne fachlich organisierte »Fremdhilfe«. Durch die gemeinsamen Gespräche erfahren die Betroffenen eine Solidarität, was einen selbstgesteuerten Gruppenprozess begünstigt. So schaffen sie es häufig, eine Krise ohne professionelle Hilfe zu meistern und die Krankheit zu bewältigen. Es werden aber nicht nur Probleme auf psychischer Ebene bearbeitet, sondern auch Beziehungs- und Familienprobleme erörtert sowie juristische und soziale Fragen besprochen.

Bei der Suche nach einer Selbsthilfegruppe oder im Bemühen, selbst eine Gruppe zu gründen, kommt es auf die Eigeninitiative der Betroffenen an, die richtigen Ansprechpartner zu finden, da die Informations- und Kontaktstellen nicht einheitlich geregelt sind. Häufig sind Organisationen, die eine kostenlose Beratungs- und Informationsstelle über Selbsthilfe anbieten, an die Stadtverwaltungen angegliedert, was jederzeit über deren Zentrale zu erfahren ist. Auch die feministischen Gesundheitszentren e.V., die in immer mehr Städten gegründet werden, geben adäquate Auskunft über frauenrelevante Themen. Eine weitere Informationsquelle stellen die Sozialdienste der Krankenhäuser dar, zu diesen Sie schon während eines stationären Krankenhausaufenthalt Kontakt aufnehmen können, um sich über weitere Hilfsangebote beraten zu lassen.

Am 28. September 1996 haben sich betroffene Frauen zusammengeschlossen und die Endometriose-Vereinigung Deutschland e.V. gegründet. Mittlerweile wurde in Leipzig eine Beratungsstelle eingerichtet. Dieser Dachverband der Endometrioseselbsthilfegruppen ist seit seiner Gründung bis Ende 2001 von 13 auf über 1000 Mitglieder gewachsen. Diese Zahlen belegen das zunehmende Interesse und die Forderung nach mehr Informationen, Aufklärung und Verständnis über die Endometriose. Die Veröffentlichung von Artikeln in Zeitschriften, das Erstellen von Infoblätter sowie die Teilnahme an Rundfunk- und Fernsehsendungen sollen mehr Verständnis über die Folgen der Endometriose, den Stand der Forschungen und neue Therapiemöglichkeiten in die öffentliche Kommunikation einbringen. Mit einem Beitrag von 40,– € im Jahr (Ermäßigung ist möglich) können Betroffenen und Interessierte Mitglied werden.

13 Möglichkeiten, Chancen und Grenzen der Selbsthilfearbeit bei Endometriose

Sie haben Endometriose! Das erfuhr eine der zwei Millionen Endometriose-Betroffenen in Deutschland nach ihrer ersten Operation. Sie sollte Hormone schlucken, ihr ganzes Leben lang. Mehr wusste sie nicht. Die zweite und dritte Operation folgten – wieder wegen Endometriose. Sie wusste noch immer nicht, was Endometriose ist. Patientenratgeber gab es nicht. Ihr ging es immer schlechter und die Ärzte sagten, sie müsste damit leben. 1995 fand in Augsburg ein erstes Patientenforum über Endometriose statt. Dort erfuhr sie erstmals, was Endometriose wirklich ist und wie viel Betroffene es gibt. Nach Vorträgen von Endometriose-Spezialisten stellten sich ca. 100 Frauen die Fragen: Kann ich meine persönliche Situation auch durch Selbsthilfearbeit verbessern? Welche Möglichkeiten gibt es und wo sind die Grenzen? Um Antworten darauf zu finden, schlossen sich im Jahre 1996 erstmals in Deutschland Frauen zu einer Selbsthilfeorganisation, der Endometriose-Vereinigung Deutschland e.V., zusammen. Die Rahmenbedingungen für Endometrioseselbsthilfearbeit waren zu diesem Zeitpunkt sehr ungünstig. Es gab nur wenige Selbsthilfegruppen. Große Unkenntnis über die Erkrankung und deren Auswirkungen sowohl im sozialen Umfeld als auch bei Medizinern und Behörden, Vorurteile und bereits vorangeschrittene soziale Isolation erschwerten die Aufbauarbeit. Mit der Gründung der Endometriose-Vereinigung Deutschland e.v. wurde den Endometriose-Betroffenen eine Stimme verliehen und ermöglicht, Einfluss auf die medizinischen und sozialen Versorgungssysteme im Sinne der Endometriose-Betroffenen zu nehmen. Durch schnell steigende Mitgliederzahlen und das Engagement der Mitgliedsfrauen entstanden nicht nur zahlreiche neue Selbsthilfegruppen, sondern es hat sich vor allem die Situation der einzelnen Betroffenen erheblich verbessert.

13.1 Endometriose-Vereinigung Deutschland e.V.

Am Anfang der Arbeit der Endometriose-Vereinigung Deutschland e.v. stand hauptsächlich die individuelle Beantwortung von tausenden Anfragen Betroffener im Vordergrund. Allmählich wurden dann die mit der Erkrankung gesammelten Erfahrungen und die mit ihr verbundenen Probleme der Öffentlichkeit bekannt gemacht. Insbesondere die Unbekanntheit der Erkrankung, fehlende Erfahrungen mit alternativen Therapieansätzen, Hilflosigkeit beim Umgang mit unerträglichen Schmerzen, fehlendes Verständnis bei Angehörigen und sozialen Entscheidungsträgern, Trauer über verlorene Organe, unerfüllter Kinderwunsch, soziale Isolation und Angst, den Alltag nicht bewältigen zu können, waren Motor der Aktivitäten. Es wurde erreicht, dass in den Medien über die rätselhafte Erkrankung berichtet und für die Betroffenen verständliche Literatur herausgegeben wurde. In fast jeder größeren Stadt haben sich inzwischen Selbsthilfegruppen gebildet. Über verschiedene Behandlungsmethoden, aktuelle Forschungsergebnisse, Vortragsveranstaltungen und Seminare sowie über Erfahrungen der Betroffenen informiert u.a. regelmäßig die Mitgliederzeitschrift »Endo-Info«. Die Endometriose-Vereinigung Deutschland e.V. sieht sich als Brücke zwischen Arzt, Patientin und Gesundheitsbehörden. Sie setzt sich für eine individuelle Behandlung, eine integrierte Rehabilitation und die Erforschung der Ursachen der

Erkrankung ein. Das Ende des Arztbesuches ist der Anfang der
Selbsthilfearbeit. Die ÄrztIn kann auf objektiver biologisch-medi-
zinischer Grundlage die Diagnose stellen und Behandlungskonzepte vorschlagen. Ein ausführliches Eingehen auf das subjektive Befinden und die Auseinandersetzung mit der Patientenwirk-
lichkeit ist der Ärztin bzw. dem Arzt meist nicht möglich. Diese
»Nachsorge« übernimmt die Beratungsstelle der Endometriose-
Vereinigung Deutschland e.V.. Dieser Kontakt ist oftmals der Beginn der aktiven Selbsthilfe.

13.2 Arbeit in der Selbsthilfegruppe

Die Beweggründe zur Arbeit in einer Selbsthilfegruppe sind viel-
schichtig. Im Vordergrund steht oft das Bedürfnis, mehr Informationen über die Krankheit zu erlangen, aus Verzweiflung herauszufinden, wieder Mut zu fassen, eigene Isolation zu überwinden
und der Wunsch nach Verbesserung der Lebensqualität. In der
Selbsthilfegruppe kann man Unterstützung und Verständnis bei
Menschen finden, die eine ähnliche Lebenssituation aus eigener
Erfahrung kennen und überwunden haben. Expertenwissen wird
laiengerecht aufgearbeitet sowie eigene Wege zur problemorien-
tierten Krankheitsbewältigung und Verbesserung der Lebenssituation entwickelt. Dadurch bildet sich ein gestärktes Selbstbewusstsein, um selbst aktiv Einfluss auf die Behandlung zu nehmen. Der
Arzt bzw. die Ärztin oder dem sozialen Entscheidungsträger können so gezielt vorbereitete Fragen gestellt werden. Bei gut funktio-
nierender Selbsthilfearbeit beschäftigen sich Frauen aber nicht nur
mit sich selbst, sondern können mit Ärzten bzw. Ärztinnen, Therapeuten und sozialen Entscheidungsträgern vor Ort ins Gespräch
kommen. So erhalten auch die Gesprächspartner die Chance, auf
ihre Erwartungen und Probleme im Umgang mit den Patientinnen
aufmerksam zu machen. Diese beidseitige Sensibilisierung kann

vorhandene Barrieren überwinden und zu einem optimalen, nachvollziehbaren Behandlungserfolg beitragen.

Bei allen positiven Aspekten kann Selbsthilfe nicht primär heilen. Sie erfordert die aktive Auseinandersetzung mit der eigenen Erkrankung und ersetzt keine medizinische Behandlung.

14 Möglichkeiten der Rehabilitation

14.1 Definition, Aufgaben und Ziele der Rehabilitation

In der Rehabilitation wird gemeinsam mit der Patientin ein Stück ihres Weges gegangen, der sie zu körperlicher Gesundheit und seelischem Wohlbefinden führen soll. Die Lebenskraft zurückzugewinnen, ist ein Vorhaben, das eine Patientin selbst gestalten kann und aktiv mit Leben füllen muss. Es schließt die körperlichen und seelischen sowie die sozialen und beruflichen Bereiche mit ein und soll – wenn möglich – alle damit verbundenen Probleme beheben. Wo dies nicht mehr möglich ist, kann es aber gelingen, die Einschränkungen deutlich zu verringern oder so zu kompensieren, dass sich die Patientin physisch wie psychisch möglichst wohlfühlt und optimal am familiären, sozialen und beruflichen Leben teilnehmen kann. Diesem Vorhaben dient der stationäre Aufenthalt in einer Rehabilitationsklinik als Beginn eines Prozesses, der bei der Entlassung aus der Klinik noch nicht abgeschlossen ist.

Die vielfältigen Aufgaben und Ziele einer Rehabilitation können nur dann erreicht werden, wenn die Patientin die angestoßenen Entwicklungen zu Hause fortsetzt.

Wenn Sie sich als Endometriose-Patientin zu einer Rehabilitation entscheiden, können Sie:

- umfassende Kenntnisse über die Erkrankung und die therapeutischen Möglichkeiten erhalten,
- sich erholen, kräftigen und Ihre körperliche Kondition sowie das seelische Wohlbefinden steigern,
- Ihr Leben aus einer räumlichen Distanz betrachten,
- Ihre Beziehung zu Ihren behandelnden Ärzten und mögliche Auswirkungen dieser Interaktionen auf den Umgang mit der Erkrankung untersuchen,
- Ihre Einflussmöglichkeiten auf die Beschwerden kennen lernen,
- negative Emotionen sowie depressive Stimmungen bearbeiten,
- Entspannungsverfahren einüben,
- psychische Veränderungen (die durch die Erkrankung bedingt sein können) bewältigen,
- mögliche psychosomatische Zusammenhänge erforschen,
- Konflikte und Stressfaktoren identifizieren, die einen Einfluss auf das Erleben der Erkrankung ausüben,
- ein ganzheitliches Krankheitsverständnis erarbeiten,
- Probleme mit der Sexualität und in der Partnerschaft angehen,
- neue Wege aus oder erfüllte Wege in der Kinderlosigkeit finden und
- Kontakte zu anderen Endometriose-Patientinnen sowie Selbsthilfegruppen knüpfen.

Gemeinsam mit Ihnen können wir:

- die verschiedenen Beschwerden lindern,
- Funktionsstörungen von Blase und Darm beheben,
- langfristige Behandlungskonzepte entwickeln,
- Hilfestellung zur Selbsthilfe geben,
- Ihre Eigeninitiative fördern,
- Ihre Arbeitsfähigkeit wiederherstellen und/oder
- Ihre Erwerbsfähigkeit erhalten.

Informationen über die Erkrankung beinhalten nicht nur die derzeitigen medizinischen Erkenntnisse über die Endometriose und deren Therapie. Wir gehen darüber hinaus auch auf Ihre vorlie-

genden oder mitgebrachten Befunde und Arztbriefe ein, die wir in
verständlichen Worten mit Ihnen besprechen, so dass Sie über Ihre
individuelle Situation gut informiert sind.
Diesem Zweck dienen Einzelgespräche mit den behandelnden
Ärztinnen und Ärzten, Vorträge und Gruppengespräche. Weitere
Bestandteile können eine Ernährungsberatung und Vorträge sowie
Schulungen zu gynäkologischen und allgemeinen Gesundheitsthe-
men sein.

Mit der Endometriose können verschiedene negative Emotionen
wie z.B. Ohnmacht, Wut, Aggressionen, Ärger, Trauer und Neid
einhergehen. Sie können durch die Beschwerden, die Kinderlosigkeit, partnerschaftliche Konflikte, den Krankheitsverlauf, die ärztlichen Maßnahmen und die Auseinandersetzung mit Behörden
und Versicherungen entstehen. Es ist wichtig, diese Gefühle zu erkennen und loszulassen, um frei zu sein für den weiteren Weg.
Entlastung und emotionale Freiheit können sich einstellen durch
ärztliche Einzelgespräche, Gruppengespräche, einen persönlichen
Austausch mit Mitpatientinnen sowie durch Gestaltungs- und
Bewegungstherapie. Die Möglichkeit, sich mit fremden Menschen
zu unterhalten, die nicht zum bisherigen Bekannten- und Freun-
deskreis gehören, stellt eine wertvolle Hilfe in diesem wichtigen
Prozess dar. Dadurch können viele, sehr enge Freundschaften zu
Patientinnen mit der gleichen oder auch einer ganz anderen Erkrankung entstehen.
Von Sozialarbeitern erhalten Sie Informationen zu sozialen Aspekten Ihrer Erkrankung. Gemeinsam mit Ihnen prüfen wir, ob bzw.
welche Einschränkungen bei Ihrer beruflichen Tätigkeit bestehen
und helfen Ihnen, Ihre Position im beruflichen Erwerbsleben zu
erhalten bzw. wiederzuerlangen.
Die Abwesenheit vom häuslichen und sozialen Umfeld, vom all-
täglichen Trott und von den Menschen, mit denen Sie zu tun
haben, schafft oft eine wohltuende Distanz, mit der Sie ihr eigenes Leben von einer aufschlussreichen Perspektive aus betrachten
können. So können Sie vielleicht Faktoren erkennen, welche die
Erkrankung selbst oder das Erleben und die Bewältigung der-

selben günstig oder ungünstig beeinflussen. Sie können Ressourcen identifizieren, die Sie kräftigen und Konflikte, die Sie schwächen.

14.2 Behandlungsmöglichkeiten

Bei der Bewältigung einer Erkrankung stehen grundsätzlich verschiedene Ansatzpunkte zur Verfügung: die Beeinträchtigungen selbst, ihre Wahrnehmung durch unsere Sinne und ihre mentale Verarbeitung in Verbindung mit den übergeordneten Denkschemata. Wir Menschen können wählen, inwieweit wir uns auf die jeweiligen Ansatzpunkte einlassen wollen und wo mögliche Veränderungen (= Behandlungen) greifen können. Allein die körperlichen Beschwerden zu behandeln, ohne die psychischen Komponenten zu berücksichtigen, ist genauso unzureichend, wie die Endometriose psychotherapeutisch behandeln zu wollen und dabei die Beschwerden zu vernachlässigen. Am sinnvollsten ist eine ganzheitliche Betrachtung, die gleichzeitig die verschiedenen Ansatzpunkte angeht.

Ratsam ist ein ganzheitliches Konzept, das Ihnen ein Vorgehen eröffnet, welches mehrere Zugangswege und Behandlungsmöglichkeiten verbindet.

Zunächst gilt es, mit Ihnen alle medizinisch wichtigen Angaben zu Ihrem Leben und zur Erkrankung zusammenzutragen, was auch das soziale und berufliche Umfeld mit einschließt. Hierzu gehören auch eine gemeinsame Erörterung der psychischen Verfassung, eventuell eine Korrelierung der Beschwerden mit biographischen Situationen und die Frage, mit welchen Personen aufgrund der Beschwerden Spannungen oder Schwierigkeiten bestehen. Genauso wichtig ist zu reflektieren, wo Ihre Stärken liegen, woran Sie Freude haben, was Sie genießen können, was Sie befähigt, woraus Sie Energie beziehen und welche Beziehungen Sie beleben. Diese sog. Ressourcenaktivierung trägt dazu bei, Ihnen die Kräfte und Reserven bewusst zu machen, auf die Sie bei der Bewältigung der Erkrankung oder in einem Leben mit den damit verbundenen Beeinträchtigungen zurückgreifen können. Und in Verbindung mit der nötigen Erholung kann sie Ihnen helfen, aus dem Erschöpfungszustand herauszukommen.

Bei vorrübergehend oder auf Dauer unerfülltem Wunsch nach einem eigenen Kind, kann es eine Chance sein, sich aus diesen Ressourcen ein neues Konzept für ein erfülltes Leben zu schaffen. Wenn das sexuelle Erlebnisfeld problematisch ist, kann es sowohl hilfreich sein, durch eine effiziente Therapie der Beschwerden Schmerzfreiheit anzustreben, als auch Stellungen und Praktiken zu finden, die Ihnen Spaß machen (Zärtlichkeit ist mehr als ein Vorspiel) und die Kommunikation mit Ihrem Partner (oder Ihrer Partnerin) zu optimieren, so dass Verständnis, Akzeptanz und behutsame Rücksicht wachsen können.

Bei der Therapie der körperlichen Beschwerden und bei der Beseitigung von Funktionseinschränkungen ist ein Konzept zu empfehlen, das auf mehreren Säulen basiert:
Neben den üblichen (»schulmedizinischen«) Medikamenten kommen auch pflanzliche Wirkstoffe zum Einsatz. Hierbei verwenden wir beispielsweise Fertigarzneimittel, Tees, äußere Anwendungsformen, bis hin zu Sitz- und Fußbädern. Eine weitere, wichtige Behandlungssäule stellt die Physiotherapie dar mit Gymnastik, Elektrotherapie, Massagen, Packungen, Kneipp'schen Anwendungen, Reflexzonentherapie und Kinesiologie. In der Ordnungstherapie helfen wir den Patientinnen, eine selbstständige Gesundheitspflege zu entwickeln und umzusetzen, d.h. belastende und gesundheitsfördernde Faktoren zu identifizieren und sie abzulegen bzw. zu stärken. Eine gesunde und gegebenenfalls therapeutisch ausgerichtete Ernährung stellt einen weiteren Baustein dar. Unter Umständen kommen auch Nahrungsergänzungsmittel in Betracht.

Das Erleben einer Erkrankung wie die Endometriose kann über mentale und emotionale Zugangswege beeinflusst werden. Wechselwirkungen zwischen Psyche und Körper (= Soma) existieren in beiden Richtungen. Veränderungen ungünstiger und belastender Interaktionen haben einen nicht zu vernachlässigenden therapeutischen Effekt. Hierzu dienen zum einen Entspannungsverfahren, aber auch Maßnahmen, die problemauslösende und -verstärkende Zusammenhänge und Ursachen zu ergründen versuchen, damit sich eine Veränderung einstellen kann, genauso wie Maßnahmen, die dazu dienen, ein ungünstiges und einengendes Verhalten wieder zu verlernen. Wer sich auf ein solches Unternehmen einlässt (und dies kann nur auf eigenen Wunsch geschehen; eine Verpflichtung hierzu gibt es nicht), hat es manchmal mit Zusammenhängen zu tun, die zunächst nicht klar erkennbar sind. Manchmal stehen wir Menschen uns selbst im Weg, so dass es unter Umständen viel Überwindung kostet, sich auf diesen, oftmals etwas unbequemen Behandlungsweg einzulassen. Bisweilen kann eine Möglichkeit, der wir es zunächst gar nicht ansehen, eine wirkliche Chance sein, ein Problem oder eine Erkrankung – wie die Endometriose – zu bewältigen.

Ziel aller Maßnahmen ist es, ein Leben zu leben, das Sie (wieder) lieben.

15 Neue Medien und Literatur

15.1 Internetseiten

Endometriose

www.endometriose.de
Europäisches Endometriose Informationszentrum (EEIC), Informationen für Patientinnen

www.endometriose-sef.de
Stiftung Endometriose Forschung; u.a. Patientinneninformationen; Endometriosezentren

www.endometriose-vereinigung.de
Endometriose-Vereinigung Deutschland e.V.; Verzeichnis der aktuellen Selbsthilfegruppen; Mitglieder-Forum; Endo-Chat

www.leidenberger.de/ge/endometriose.htm
Endometriose-Selbsthilfegruppe Hamburg in Zusammenarbeit mit der Endokrinologischen Praxisgemeinschaft Hamburg

www.endometriosis.com
Seite der amerikanischen Organisation Women's Natural Health®

www.uni-jena.de/ufk/cd/endo_bi.htm
Fotos von Endometriose, wie sie sich bei einer Bauchspiegelung darstellt

www.uni-jena.de/ufk/cd/endomose.htm#endometriose1

Informationen zum Krankheitsbild von der Universitätsfrauenklinik
Jena

www.tnet.at/cgi-bin/forum/board.cgi
österreichisches Forum Center: Endometriose allgemein, Endometriose
und Kinderwunsch; Beruf und Endometriose

www.fgz.co.at/
Frauengesundheitszentrum Graz; von Industrie und Medizin unabhängiges öseterreichisches Informationsportal für Frauen

www.enodmetriosisassn.org
Homepage der amerikanischen Endometriosis Association

www.endo.org.uk/
Homepage der englischen Endometriosis Society

www.endocenter.org/
englischsprachiges Endometriosis Research Center

www.obgyn.net/endo/endo.asp
Endometriosis Pavilion; englischsprachige Seite mit vielen Informationen
und Links

Weitere medizinische Organisation

www.dggg.de
Deutsche Gesellschaft für Gynäkologie und Geburtshilfe e.V.

www.bvf.de
Bundesverband der Frauenärzte

www.dgpgg.de
Deutsche Gesellschaft für Psychosomatische Frauenheilkunde und Geburtshilfe

www.zbmed.de
Deutsche Zentralbibliothek für Medizin; u.a. Literatursuche, Kopienbestellung, Linksammlung

www.vdr.de
Verband Deutscher Rentenversicherungsträger; Informationen zu Rehabilitationsmaßnahmen

www.rehaklinik.com
Arbeitskreis Gesundheit e.V.; Verzeichnis von Rehabilitationskliniken;

Informationen für und von Patienten, Ärzten, Arbeitgeber, Presse und Wissenschaft

www.patienten-information.de
Seite der Ärztlichen Zentralstelle für Qualitätssicherung, einer gemeinsamen Einrichtung von Bundesärztekammer und Kassenärztlicher Bundesvereinigung

Weitere medizinische Informationen

www.arzt.de/Arztsuche/index.html
Seite des Deutschen Ärztenetzes, mit der Ärzte und Psychologen gesucht werden können

www.psychotherapiesuche.de
Der Psychotherapie-Informations-Dienst (PID) hilft bei der Suche nach dem richtigen Psychotherapeuten und der richtigen Psychotherapie

www.medizinfo.com
Informationen zu medizinischen Themen nach Stichwortsuche

www.gbe-bund.de
Gesundheitsberichterstattung des Bundes

www.yavivo.de
DGN Service GmbH; sehr gelungene Seite zu Informationen, Dialog und Service in der Medizin

www.gyn.de
Informationen für Gynäkologen und Frauen; Diskussionsforen

www.gesundheitsscout24.de
Dienstleister im Gesundheitswesen mit multimedialer Informationsplattform

www.focus.de/gesundheit
digitale Information zum Thema Gesundheit des Focus-Magazins

www.swr-online.de/sonde/alternative-medizin/index.html
Informationen und Bewertungen zur alternativen Medizin des Südwestrundfunks

www.netdoktor.de
NetDoktor.de GmbH; unabhängiges Gesundheitsweb für Deutschland; Lexikon; Online-Diskussionen; Ratgeber

www.datadiwan.de
Datenbank für außergewöhnliches Wissen in der Ganzheitsmedizin und
den Grenzgebieten der Wissenschaft

www.alternativmed.at
Hahn & Co; Intension der Website ist, ein neues Bewusstsein zu fördern,
die Verantwortung für die eigene Gesundheit zu übernehmen

http://members.aol.com/altamed/index.html
umfangreiches Verzeichnis naturheilkundlicher Internet-Seiten

www.naturlheilkunde-online.de
Onlinedienst speziell für naturheilkundlich orientierte Therapeuten und
Patienten

www.naturheilkunde-index.de
Zusammenstellung verschiedenster Links zum Thema Naturheilkunde

www.vrzverlag.com
Verlag Roland Ziegler; Alternativmedizin kritisch betrachtet, online-Le-
xikon Paramedizin, interessante Links

www.gwup.org
Homepage der Gesellschaft zur wissenschaftlichen Untersuchung von
Parawissenschaften e.V.

www.neuropsychiater.org/quackw.htm
kritischer »Führer durch Scharlatanerie und Quacksalberei zur aufge-
klärten Entscheidung«

www.mic.ki.se/Diseases/c13.html
englischsprachige umfassende Linksammlung zur gynäkologischen Themen

www.obgyn.net/
englischsprachiges Informations- und Kommunikationsforum für Gynä-
kologInnen, Industrie und PatientInnen

www.wdxcyber.com/
englischsprachiges ärztliches Auskunfts- und Beratungsportal für Frauen

Therapieverfahren

www.kvhessen.de/default.cfm?rID=3&m_id=3&frame=body
Richtlinien zur Verordnung von Heilmitteln (Physikalische Therapie
u.a.) zum Downloaden

www.physio.de
interessante Seite rund um die Physiotherapie

www.fussreflex.de
Reflexzonentherapie am Fuß nach Hanne Marquardt

www.homoeopathie-aerzteforum.de
Wissenswertes zur Homöopathie, Adressen, Websites; Forum

www.homoeopathy.de
Deutscher Zentralverein für Homöopathische Ärzte e.V.; Wissenswertes
rund um die Homöopathie

www.akupunktur-arzt.de
Deutsche Akademie für Akupunktur u. Aurikulomedizin e.V.; Informationen für Ärzte und Patienten;

www.tcminter.net
Informationen für Therapeuten und Patienten; Therapieanwendung;
Taoismus; Chinesische Dietetik

www.tcm-germany.de
Forum für TCM und angewandte Kräuterheilkunde

www.akupunktur-information.de
Europäische Akademie für Akupunktur e.V.; Antworten auf Patienten-
fragen zu Akupunktur

www.phytotherapie-komitee.de
Komitee Forschung Naturmedizin e.V. München; Förderung der Erforschung von Verfahren der Naturmedizin

www.heilkraeuter.de
Kräuterlexikon zum Downloaden; Forum; Vorschläge von Heilkräutern
nach Krankheiten; Rezepte; Büchertips

www.ernaehrung.de
Deutsches Ernährungsberatungs- und –informationsnetz; u.a. interakti-
ves Nachschlagewerk zu Ernährungsfragen

www.dge.de
Deutsche Gesellschaft für Ernährung e.V.; ernährungswissenschaftliche
Forschungsergebnisse werden ausgewertet und in Dokumentationen zur
Verfügung gestellt

www.forum-ernaehrung.de
Ernährungsberatung der AOK

Kinderlosigkeit

www.fertinet.de/default4.htm
Herzenswunsch: Wunschkind; Informationen für Paare mit unerfülltem
Kinderwunsch

www.familienplanung.de/kinderwunsch/
Informationen der Bundeszentrale für gesundheitliche Aufklärung zum
Thema Kinderwunsch

www.wunschkinder.de
Informationen über Ursachen von Kinderlosigkeit; Diagnostik; Therapien; Selbsthilfegruppen; aktuelle News

www.ferticon.de
FertiConsult GmbH Darmstadt; Experteninformation zu Fortpflanzung,
Sterilität, Infertilität und zur Reproduktionsmedizin

15.2 Literatur

Phytotherapie
Schilcher, H., Kleines Heilkräuter-Lexikon, Weil der Stadt, Hädecke-Ver-
lag 1998
Wiesenauer, M., Phytotherapie, Stuttgart, Wissenschaftliche Verlagsge-
sellschaft 1995
Chevallier, A., Die BLV Enzyklopädie der Heilpflanzen, München, BLV
Verlagsgesellschaft 1998

Ernährungstherapie
Ursell, A., Healing Food. Die Heilkräfte unserer Nahrung entdecken,
London, Dorling Kindersley, 2000
Deutsche Gesellschaft für Ernährung, Richtig essen, Heidelberg, Um-
schau Braus, 1998

Physiotherapie
Knauth, K., Reiners, B., Huhn, R., Physiotherapeutisches Rezeptier-
buch, Berlin, Wiesbaden, Ullstein-Mosby Verlag 1996
Kolster, B., Ebelt-Paprotny, G., Leitfaden Physiotherapie, Ulm, Gustav
Fischer Verlag 1997

Ordnungstherapie
Ohm, D., Lachen, lieben, länger leben, Stuttgart, TRIAS 1997
Stark, M., Sandmeyer, P., Wenn die Seele SOS funkt. Fitnesskur gegen
Streß und Überlastung, Reinbek, Rowohlt 1999
Pramann, U., Einfach wohlfühlen, München, Südwest Verlag 2000
Stoppard, M., Menopause. Problemlos durch die Wechseljahre, Starn-
berg, Dorling Kindersley Verlag 2002
Louden, J., Tu dir gut! Das Wohlfühlbuch für Frauen, Freiburg i. Br.,
Verlag Hermann Bauer 2001
Müller-Wohlfahrt, H.-W., So schützen Sie Ihre Gesundheit. Mehr Le-
bensqualität mit meinem Sofortprogramm gegen freie Radikale, Za-
bert Sandmann Verlag, 2000

Psychotherapie
Neises, M., Ditz, S., Psychosomatische Grundversorgung in der Frauenheilkunde, Stuttgart, Georg Thieme Verlag 2000

Entspannungsverfahren
Alman, B.M., Lambrou, P.T., Selbsthypnose, Heidelberg, C. Auer 1999
Bernstein, D.C., Borkovec, T.D., Entspannungstraining: Handbuch der
progressiven Muskelentspannung, München, Pfeiffer 1995
Hopkins, C., 92 Wege zur Entspannung, Niedernhausen, Droemer
Knaur 1998
Jacobson, E., Entspannung als Therapie: Progressive Relaxation in The-
orie und Praxis, München, Pfeiffer 1996
Langen, D., Autogenes Training, München, GU-Ratgeber 1998
Revenstorf, D., Zeyer, R., Hypnose lernen, Heidelberg, C. Auer 1997
Teusen, G., Total entspannt: Welche Methode passt zu mir?, München,
Falken 1999
Wilk, D., So einfach ist Autogenes Training, Stuttgart, TRIAS 2000

Reflexzonentherapie am Fuß
Marquardt, H., Reflexzonenarbeit am Fuß, Stuttgart, Hürthig Medizin
1999

Traditionelle Chinesische Medizin
Focks, C., Atlas Akupunktur, Ulm, Gustav Fischer Verlag 1998
Tang, J., Chinesische Medizin in der Gynäkologie, München, Urban und
Fischer Verlag 2000
Kaptchuk, T.J., Das grosse Buch der Chinesischen Medizin, München,
Otto Wilhelm Barth Verlag 1990
Homöopathie
Friedrich, U., Homöopathie als Alternative, Zürich, Altea Verlag, 1995
Gäbler, H., Der andere Weg. Gesund durch Homöopathie, (wird von der
Fa. Deutsche Homöopathie-Union, Karlsruhe kostenfrei abgegeben)
Vithoulkas, G., Medizin der Zukunft, Kassel, Georg Wenderoth Verlag,
1979

Alternative Medizin/Naturheilkunde allgemein
Federspiel, K., Herbst, V., Handbuch. Die Andere Medizin. Berlin, Stif-
tung Warentest 1996
Willeck, K., Alternative Medizin im Test. Das Buch zum SWR-Wissen-
schaftsmagazin »Sonde«, Berlin, Springer Verlag 1998
Schmiedel, V., Augustin, M., Handbuch Naturheilkunde. Methoden –
Anwendung – Selbstbehandlung, Stuttgart, Hüthig Medizin, 1997

Schmerztherapie allgemein
Bettschart, R., Glaeske, G., Kofler, B., Kursbusch Schmerz, Köln, Kie-
penheuer & Witsch, 1997

Weitere Endometriose-Ratgeber
Feministisches Frauengesundheitszentrum e.V. (Hrsg.), Endometriose.
Verstehen und Verändern, Berlin 1999
Keckstein, J. (Hrsg.), Endometriose. Die verkannte Frauenkrankheit!?
Würzburg, Diametric Verlag 1998
Sillem, M., Wirksame Hilfe bei Endometriose, Stuttgart, Trias 1998

Kinderlosigkeit
Wischmann, T., Stammer, H., Der Traum vom eigenen Kind. Psychologische Hilfen bei unerfülltem Kinderwunsch. Stuttgart, Kohlhammer
2001

16 Adressen

ÄFN Ärztliche Gesellschaft zur Förderung von Naturheilverfahren m.b.H., Schefflenztalstr. 11, 74842 Billingen, Tel.: 06265/1389

Arbeitsgemeinschaft für Chinesische Medizin, Hohenstaufenring 61, 50674 Köln, Tel.: 0221/212712

Arbeitsgemeinschaft Physikalische Medizin und Rehabilitation, Meckauer Weg 5, 30629 Hannover, Tel.: 0511/5859205

Arbeitskreis Gesundheit e.V., Bonn Center, Bundeskanzlerplatz 2–10, 53113 Bonn, Tel.: 0228/212100

Ärztegesellschaft für Erfahrungsheilkunde e.V., Postfach 102869, 69018 Heidelberg, Tel.: 06221/489507

Ärztegesellschaft für Heilfasten und Ernährung e.V., Wilhelm-Beck-Str. 27, 88662 Überlingen, Tel.: 07551/807825

BPH Bundesverband Patienten für Homöopathie e.V., Lange Straße 47, 37181 Hardegsen, Tel.: 05505/832

Bundesverband Deutscher Yoga-Lehrer, Heinrich-Grob-Straße 48, 97250 Erlabrunn, Tel.: 09364/4797

Bundesversicherungsanstalt für Angestellte (BfA), Ruhrstraße 2, 10704 Berlin-Wilmersdorf, Tel.: 030/8651

Bundeszentrale für Gesundheitliche Aufklärung (BzgA), Ostheimer Str. 200, 51101 Köln

Deutsche Akupunktur Gesellschaft Düsseldorf, Goltsteinstr. 26, 40211 Düsseldorf, Tel.: 0211/36 90 99

Deutsche Arbeitsgemeinschaft Selbsthilfegruppen e.V., Friedrichstr. 28, 35392 Gießen, Tel.: 0641/7022478

Deutsche Ärztegesellschaft für Akupunktur e.V., Würmtalstr. 54, 81375 München, Tel.: 089/7100511

Deutsche Gesellschaft für Ernährung, Im Vogelsang 40, 60488 Frankfurt, Tel.: 069/9768030

Deutsche Gesellschaft für Hypnose (DGH) e.V., Druffelsweg 3, 48653 Coesfeld, Tel.: 02541/70007

Deutsche Gesellschaft für Psychoanalyse, Psychotherapie, Psychosomatik und Tiefenpsychologie, Johannisbollwerk 20, 20459 Hamburg, Tel.: 040/3192619

Deutscher Verband für Physiotherapie – Zentralverband der Physiotherapeuten/Krankengymnasten (ZVK) e.V., Deutzer Freiheit 72–74, 50679 Köln, Tel.: 0221/9810270

Deutscher Zentralverein für Homöopathische Ärzte e.V., Am Hofgarten 5, 55113 Bonn, Tel.: 0228/2425330

Endometriose-Vereinigung Deutschland e.V., Bernhard-Göring-Str. 152, 04277 Leipzig, Tel.: 0341/3065304

Feldenkrais-Gilde, Asangstraße 144, 70329 Stuttgart, Tel.: 0711/3260465

Forschungsgruppe Akupunktur und Traditionelle Chinesische Medizin (FATCM), Sekretariat Gisela Kraus, Postfach 1333, 85563 Grafing, Tel.: 08092/84 734

Feministisches Frauen Gesundheits Zentrum e.V. , Bamberger Straße 51, 10777 Berlin-Schöneberg, Tel.: 030/2139597

Gesellschaft für Phytotherapie e.V., Siebengebirgsallee 24, 50939 Köln, Tel.: 0221/4201915

Hahnemann-Gesellschaft, Arbeitsgesellschaft klassisch homöopathisch behandelnder Ärzte, Jägeralle 10, 14089 Berlin, Tel.: 030/36802998

Institut für Gesundheitspädagogik und Förderverein für Yoga und Ayurveda, Weidener Str. 3, 81737 München, Tel.: 089/6371012

Institut für Angewandte Kinesiologie GmbH Freiburg, Eschbacher Str.5, 79199 Kirchzarten, Tel.: 07661/98710

Internationale Gesellschaft für Chinesische Medizin e.V., Franz-Joseph-Str. 38, 80801 München, Tel.: 089/355612

Kneippärztebund e.V., Gesellschaft für Naturheilverfahren, Postfach 1463, 86817 Bad Wörishofen, Tel.: 08247/90110

Lehrstätte Hanne Marquardt GmbH, Reflexzonentherapie am Fuß, Prof.-Domagk-Weg 15, 78126 Königsfeld-Burgberg, Tel.: 07725/7117

Milton Erickson Gesellschaft für klinische Hypnose e.V., Konradstr. 16, 80801 München, Tel.: 089/336255

Socetas Medicinae Sinesis (SMS), Internationale Gesellschaft für Chinesische Medizin e.V., Franz-Joseph-Str. 38, 80801 München, Tel.: 089/335674

Stiftung Endometriose Forschung, Lange Straße 38, 26655 Westerstede, Tel.: 04488/503238

Tang Du Institut für TCM, in Zusammenarbeit mit dem Berufsverband der Frauenärzte e.V.; Ruhrblick 20, 58313 Herdecke, Tel.: 02330/910710

Verband Physikalische Therapie, Vereinigung für physiotherapeutische Berufe e.V., Hofweg 15, 22085 Hamburg, Tel.: 040/2201236

Verbraucherzentrale Berlin, Tel.: 030/214850

Zentralverband der Ärzte für Naturheilverfahren e.V., Bismarckstr. 3, 72250 Freudenstadt, Tel.: 07441/2151

17 Glossar

Adenomyosis uteri: Einwachsen von Gebärmutterschleimhaut in die Gebärmuttermuskulatur

Adhäsiolyse: operatives Lösen von Verwachsungen

Adhäsion: entzündlich bedingte und durch Verklebung entstandene, flächenhafte oder strangartige Verwachsung aneinanderliegender Organabschnitte

Analgetika: Schmerzmittel

Anastomose: Verbindung zweier Hohlraumlichtungen z. b. Darmanteile oder Blutgefäße

Androgene: männliche Geschlechtshormone, bzw. diese betreffend

Antikörper: komplexes Molekül, das vom Immunsystem gebildet wird als Reaktion auf einen Fremdkörper (Antigen)

Auto-Antikörper: vom eigenen Immunsystem gebildete Antikörper, die sich gegen körpereigene Stoffe richten, wobei diese fälschlicherweise nicht als eigen, sondern als körperfremd angesehen werden

Autoimmunerkrankung: Erkrankung des Immunsystems, bei der Immunzellen das eigene Körpergewebe schädigen

Biopsie: Entnahme und (v. a. mikroskopische) Untersuchung einer Gewebeprobe

Chromopertubation: Durchspülung der Eileiter mit einem Farbstoff

Danazol: künstliches Hormon, ein Abkömmling des Testosterons, Wirkstoff z. B. im Winobanin,

Douglas'scher Raum: zwischen Gebärmutter und Enddarm gelegener, tiefster Bereich der Bauchhöhle

Dysmenorrhoe: schmerzhafte Regelblutung

Dyspareunie: Schmerzen bei Geschlechtsverkehr, die psychische als auch organische Ursachen haben können

Endometriom: gutartige Zyste oder Schwellung, die durch Endometriose bedingt ist

Endometriose: Auftreten von Gewebe, das der Gebärmutterschleimhaut ähnlich ist, außerhalb seiner eigentlichen Lokalisation, der inneren Schicht der Gebärmutter

Endometrium: Schleimhaut der Gebärmutter als innere Auskleidung der Gebärmutterhöhle

Exzision: das Herausschneiden; Entfernung eines Gewebe- oder Organteils

Fertilität: Fruchtbarkeit

Fimbrie: fransenartiges Gebilde; trichterförmige, bauchhöhlenseitige Öffnung des Eileiters

Gestagene: Gruppe von Geschlechtshormonen mit ähnlicher Wirkung wie das Gelbkörperhormon

GnRH-Analoga: Gruppe von Medikamenten mit ähnlicher Wirkung wie das Gonadotropin-Releasing-Hormon

Gonadotropine: Hormone (LH, FSH und HCG), die in der Hirnanhangsdrüse sowie im Mutterkuchen gebildet werden und die Funktion der Eierstöcke steuern

Gonadotropin-Releasing-Hormon = GnRH: Hormon aus dem Hypothalamus (Teil des Gehirns), das die Freisetzung der Gonadotropine aus der Hirnanhangdrüse bewirkt

Hirsutismus: vermehrte Behaarung vom männlichen Typ bei der Frau

Histologie: Lehre vom (mikroskopischen) Feinbau der Körpergewebe

Hormone: vom Körper gebildete Botenstoffe, die über die Blutbahn in Organe gelangen und dort bestimmte Vorgänge regeln

Hypophyse: Hirnanhangdrüse; hormonproduzierendes Organ des Zwischenhirns an der Schädelbasis, das die meisten Hormondrüsen des Körpers steuert

Hysterektomie: Entfernung der Gebärmutter mittels Bauchschnitt, Bauchspiegelung oder durch die Scheide

Hysterosalpingographie = HSG: Röntgendarstellung der Gebärmutterhöhle und der Eileiter nach Einbringen eines Kontrastmittels

Hysteroskopie: Spiegelung der Gebärmutterhöhle

Insemination: Einbringen des Spermas in die Scheide oder in die Gebärmutterhöhle

In-vitro-Fertilisation = IVF: die mit einer Hormonbehandlung verbundene, künstliche Befruchtung der Eizelle mit Samenzellen im Reagenzglas und Einbringen des Embryos in die Gebärmutter

Klimakterium: Wechseljahre, als natürliches Geschehen, nach Entfernung der Eierstöcke oder durch Medikamente bedingt

Kontraindikation: Umstand, der die Anwendung einer an sich zweckmäßigen oder notwendigen medizinischen Maßnahme verbietet

Laparoskopie = LSK: Bauchspiegelung; operativer Eingriff zur Untersuchung der Bauchhöhlenorgane über verschiedene Einstiche

Laparotomie: operativer Eingriff mit Eröffnung der Bauchhöhle über einen Bauchschnitt (längs oder quer)

Laser: »Strahlenmesser«; energiereiches Licht, das zum Schneiden und Verkochen von Gewebe benutzt wird

Menopause: der Zeitpunkt der allerletzten Regelblutung (im Leben)

Östrogene: Gruppe von weiblichen Geschlechtshormonen, die hauptsächlich in den Eierstöcken gebildet werden

Ovarektomie: Entfernung eines Eierstocks (= Oophorektomie)

Ovarien: paarig angelegte Eierstöcke (Ovar = Eierstock)

Ovulation: Eisprung

Palpation: Tastuntersuchung

pathologisch: krankhaft

Pelviskopie: Bauchspiegelung im Bereich des kleinen Beckens (s. LSK)

Peritonealhöhle: Bauchhöhle

Peritoneum: Bauchfell; glatte, innere Auskleidung der Bauchhöhle

Phagozytose: Abwehrmechanismus des Körpers, bei dem eingedrungene Fremdstoffe von bestimmten Zellen einverleibt und durch Verdauung unschädlich gemacht werden

postmenopausal: die Zeit nach der allerletzten Regelblutung betreffend

postoperativ: nach einem operativen Eingriff

Prostaglandine: in den verschiedensten Gewebe gebildete Botenstoffe, die verschiedene Funktionen haben und z.B. bei Entzündungen freigesetzt werden

Resektion: operative Teilentfernung eines Organs

Rezeptor: Anlegestelle für Hormone an oder in einer Zelle, über die das Signal der Hormone für die Zelle umgesetzt wird

Rezidiv: erneutes Auftreten einer Erkrankung nach vorheriger Behandlung

Sakrouterinbänder: paarig angelegte, feste Bindegewebsstränge zwischen Gebärmutter und Kreuzbein (= Sakrouterinligamente)

Schokoladenzyste: im Rahmen einer Erkrankung entstandener, durch eine Kapsel abgeschlossener Hohlraum in einem Eierstock mit braunem, blutig-eingedicktem Inhalt

Septum rectovaginale: bindegewebige Trennschicht zwischen Enddarm und Scheide

Speculum: Spiegel; frauenärztliches Instrument zur Betrachtung der Scheide und des sichtbaren Gebärmutterhalses

Spermatozoen: männliche Samenzellen

Spermiogramm = Spermatogramm: Untersuchung des durch Masturbation gewonnenen Spermas

Sterilität: Unfruchtbarkeit; zeitweilig oder dauerhaft verminderte oder aufgehobene Fruchtbarkeit

Tube: paarig angelegter Eileiter (= Tuba uterina, Salpinx, fallopian tube)

Tumor: jede umschriebene Schwellung von Körpergewebe (Geschwulst), egal ob gut- oder bösartig

Ureter: paarig angelegter Harnleiter als Verbindung von einer Niere zur Harnblase

Ureterolyse: operative Auslösung des Harnleiters aus den umgebenden Geweben

Uterus: Gebärmutter

Vaporisation: operatives Laserverfahren zur Entfernung von Gewebe mittels Verdampfung

Zervix: Gebärmutterhals (= Cervix uteri)

Zyste: durch eine Kapsel abgeschlossener Gewebehohlraum mit mehr oder weniger dünnflüssigem Inhalt, egal ob gut- oder bösartig

Sachregister